目录

第 **7** 章 常见止咳食材的合理运用 / 179

许尤佳 教授 告诉你：

儿童咳嗽防治有妙招

许尤佳 / 著

SPM 南方出版传媒

广东科技出版社 | 全国优秀出版社

·广 州·

图书在版编目（CIP）数据

许尤佳教授告诉你：儿童咳嗽防治有妙招 / 许尤佳著 . — 广州：
广东科技出版社，2021.8（2024.10 重印）
　ISBN 978-7-5359-7644-4

　Ⅰ.①许… Ⅱ.①许… Ⅲ.①小儿疾病 — 咳嗽 — 防治
Ⅳ.① R725.6

中国版本图书馆 CIP 数据核字 (2021) 第 079191 号

许尤佳教授告诉你：儿童咳嗽防治有妙招
Xu Youjia Jiaoshou Gaosu Ni: Ertong Kesou Fangzhi You Miaozhao

出　版　人：朱文清
策　　　划：高　玲
责任编辑：高　玲　杜怡枫
特约编辑：陈　喆
封面设计：十　一
内文设计：珠　玑文化
责任校对：于强强
责任印制：彭海波
出版发行：广东科技出版社
　　　　　（广州市环市东路水荫路 11 号　邮政编码：510075）
销售热线：020-37607413
https://www.gdstp.com.cn
E-mail：gdkjbw@nfcb.com.cn
经　　销：广东新华发行集团股份有限公司
印　　刷：广州市东盛彩印有限公司
　　　　　（广州市增城区上邵工业区工业二路1号　邮政编码：510700）
规　　格：787mm×1092mm　1/16　印张 13.25　字数 260 千
版　　次：2021 年 8 月第 1 版
　　　　　2024 年 10 月第 6 次印刷
定　　价：69.80 元

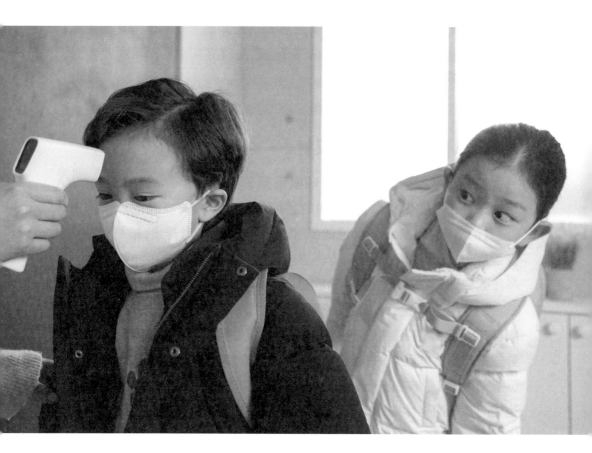

孩子咳嗽常见误区，
你中招了吗？

第 2 节
孩子咳嗽，要不要先"静音"？

　　发现孩子咳嗽，很多家长的第一反应往往都是赶快想办法止咳，以为孩子不咳了，病就好了。这种做法往往是掩耳盗铃，听不见孩子咳嗽了，但病机并没有消除，过不了多久，被关掉的"静音"又打开了，反反复复反而更让人忧心，孩子所吃的苦头也更多。

盲目"静音"的影响

　　正如前文所说，咳嗽其实是人体的一种正常的保护性反射，能促使呼吸道内的痰液或异物排出体外，有清洁呼吸道以使其畅通的作用。只要将痰液及时排出，往往咳嗽便会自行缓解。

　　家长为了"静音"，盲目给孩子吃止咳药，只是暂时将咳嗽掩盖住了，并没有将其连根拔起。很可能过不了多久，咳嗽又卷土重来，来势更加凶猛，更加难以治愈。

── 盲目止咳可能引发的影响

◆ 往往会抑制咳嗽反射，导致痰液更不易被排出，不利于从根本上将咳嗽治愈。

◆ 如果咳嗽的症状受到抑制，分泌物不能被及时排净，非常容易造成继发感染，甚至引发肺炎或支气管炎。

◆ 孩子的免疫系统正在发育中，外界的刺激或变化虽然会引起咳嗽，但只有经过这个过程，呼吸道局部和全身的免疫系统才会逐步成熟。如果孩子一咳嗽，家长便给予强效止咳药进行"积极治疗"，反而会"剥夺"孩子自身免疫系统成熟的机会，不利于免疫系统发育。

所以，作为家长，不要盲目止咳，要对孩子咳嗽有客观而科学的认知，学会从中医辨证的角度看待孩子咳嗽。

　　有句话叫作："天打雷，人咳嗽，都是稀松平常的事儿。"可见孩子咳嗽是十分常见的，几乎每个孩子都出现过呼吸系统问题，家长不要听到孩子咳嗽几声就过分紧张，又是吃药又是面诊的，学会辨别病证是关键。

　　如果孩子的咳嗽不是过于频繁和严重，家长可以先观察或者暂不处理，也可以适当采取非药物措施。关于如何辨别孩子的咳嗽情况，我们会在接下来的内容中详细讲解。

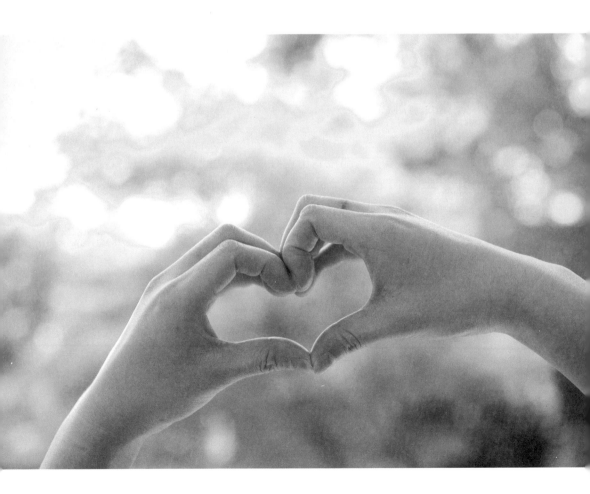

听懂咳嗽声中的"疾病密码"，
再决定如何治疗

　　前文我们已经说过，如果孩子的咳嗽不是过于频繁和严重，家长无须盲目止咳，可以先观察或者暂不处理，也可以适当采取非药物措施。下面就教家长几个简单易行的判断孩子咳嗽情况的方法，家长可以先通过这些方法判断孩子的咳嗽情况，再决定是居家观察、养护，还是立即找医生面诊。

判断咳嗽情况的方法

咳在咽喉，是否有肿痛

　　咳在咽喉的孩子，通常只是偶尔咳一声，类似于清嗓子，声音短而清脆。这种情况，如果孩子咽部没有出现红肿、疼痛或者化脓等现象，可以居家养护，注意不要让孩子受风寒，调整好作息，特别是饮食方面要让孩子按时就餐，清淡饮食，切忌吃有刺激性的食物，一般无须吃药，症状可自行消除。但如果咽部出现红肿、疼痛或者化脓等现象，家长难以辨证，就要找医生面诊。

咳在气管，是否有呼呼声，频率高不高

　　孩子咳嗽时声音较为沉闷，不是短而清脆的，咳嗽的部位大多在气管。这种情况，家长可以凑近孩子的气管听一听。如果没有听到呼呼声，孩子也没有其他不适症状，咳嗽频率不高，可以先观察不处理。但如果听到气管有呼呼声，就说明有痰。如果痰排不出，就需要想办法帮孩子将痰排出。痰不净，则孩子的咳嗽不会消除。如果痰多、咳嗽频繁，则需要采取干预措施，必要时立即到医院面诊。

咳在肺，胸部起伏大不大，呼吸有无杂音，有无不适症状

孩子咳嗽的部位在肺部的情况，通常不会发生在咳嗽一开始的时候，一般是发生于生病后恢复期或者咳嗽的迁延期。此时孩子咳嗽的声音沉闷，痰少或者没有痰，咳声多数是"空""空"声，有咳不出来、咳嗽费力的感觉。在这种情况下，家长要观察孩子呼吸时胸部起伏大不大，并用耳朵贴近胸口听呼吸的声音。如果孩子胸部起伏不大，呼吸声音均匀，没有很大的杂音，不伴随发热、精神状态差等状况，就可以暂时居家调治观察；如果孩子胸部起伏比较大，呼吸音比较重，或者伴随精神差、发热、喘息等症状，就需要带孩子看医生。

运动后咳嗽或者长期阵发性咳嗽

还有一种咳嗽是由体质原因导致，主要表现为：运动后咳嗽或者长期阵发性咳嗽。这样的咳嗽可能是脾胃较弱导致，也可能与饮食不当或者病后用药、调理不当等有关。这种情况判断和调理起来相对复杂，需要先找医生面诊，排除病理性因素，再分析孩子的体质，通过对孩子的饮食和生活习惯等的调理进行改善。

咳嗽伴随呕吐或剧烈咳嗽时干呕，警惕横膈发育不完善

有的孩子咳嗽起来症状十分严重，伴随呕吐或干呕，家长遇到这种情况往往十分慌张。其实，这种咳嗽可能是孩子横膈发育不完善引起的。此时，建议到医院面诊，确认是否由横膈发育不完善导致，如果的确是这个原因就不必紧张，先观察，等孩子慢慢长大，情况就会自然好转。

绝大多数情况下，咳嗽是身体里正气与邪气较量的信号。如果正强邪弱，家长就只需观察，无须想尽办法给孩子止咳；如果正气与邪气势均力敌，家长就可以采取一些非药物方式帮孩子扶助正气以驱除邪气；如果孩子体内邪气过盛而正气无力战胜时，家长就要带孩子看医生，考虑如何从根本上治疗了。

孩子咳嗽情况判断

咳嗽的症状表现	咳嗽部位	适合居家观察	需要立即面诊
偶尔咳一声，类似于清嗓子，声音短而清脆	咽喉	咽喉无红肿、疼痛或化脓	咽部红肿、疼痛、化脓
咳嗽时声音较为沉闷，不是短而清脆的	气管	气管听不到呼呼声，没有其他不适症状，咳嗽频率不高	痰多、咳嗽频繁，则需要采取干预措施，必要时立即到医院面诊
咳嗽的声音沉闷，痰少或者没有痰，咳声多数是"空""空"声，有咳不出来、咳嗽费力的感觉	肺部	胸部起伏不大，呼吸声音均匀，没有很大的杂音，不伴随发热、精神状态差等状况	胸部起伏比较大，呼吸音比较重，或者伴随精神差、发热、喘息等症状
运动后咳嗽或者长期阵发性咳嗽	鼻咽部	不适宜	这种情况判断和调理起来相对复杂，需要先找医生面诊
咳嗽伴随呕吐或剧烈咳嗽时干呕	横膈发育不完善	不适宜	建议到医院面诊，确认是否由横膈发育不完善导致

哪些咳嗽须立即就医，哪些咳嗽可居家治疗？

前面讲了孩子咳嗽的基本判断方法，孩子的咳嗽往往是由不同原因引起的，家长一定要善于观察、判断，有些咳嗽可能是危重疾病与状况的警报。

如果出现下列情形，一定要及时就医。

═══ 需要立刻就医的咳嗽

◆ 孩子有时候咳嗽不是因为外感或脾虚，而是因为异物堵住了气管，这种情况非常危险，容易导致窒息，需要马上到医院治疗。

◆ 具体表现为：突然间咳嗽剧烈，并伴有呼吸困难，此时要争分夺秒送医，不可延误抢救时机。另外，孩子容易误吞花生、药丸、纽扣、硬币、铅笔套等，家长看护孩子起居时要格外注意。

◆ 发高热、咳嗽、喘鸣并伴有呼吸困难，要立即送医院紧急处理。

◆ 脸色不好，常发紫，或者呼吸加快，吸气时胸壁下部凹陷，应及时送医院救治。

以下几种咳嗽家长不必过于担心，可以通过较简单的止咳药物或食疗缓解症状，治疗咳嗽。

—— **不急于就医的咳嗽**

◆ 感冒或扁桃体炎引起的咳嗽，具体表现：孩子虽咳嗽、发热，但不太严重，无气促，精神好。

◆ 咳嗽，但不发热，精神好。

◆ 偶尔在清晨出现咳嗽。

◆ 紧张时或运动后轻微咳嗽。

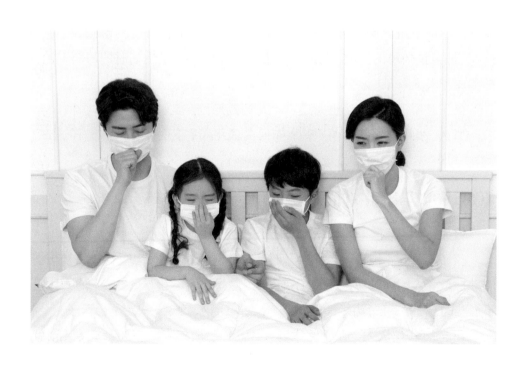

给孩子吃了止咳药，为什么仍迟迟不见好？

西药的止咳药大多是通过抑制神经中枢来实现止咳目的的，但是这样做，既不能帮助祛除外邪，也不能消除引发咳嗽的病因。所以，不建议家长轻易给孩子用止咳药，尤其是中枢性镇咳药。

如果要用止咳药，须听从医生指导

孩子咳嗽如果一定要用止咳药，就需要听从医生的指导，家长不要想当然地给孩子乱用药。

另外，孩子咳嗽时家长可以采用食疗的办法，帮其缓解。食疗除了日常生活中的常见食材，还涉及许多中药材的应用，需要家长用心学习。

中医认为，小儿的生理、病理特点是脏腑娇嫩，形气未充，发病容易，传变迅速。

孩子的五脏六腑功能尚未发育完全，容易受到外界饮食、环境、气候、药物，甚至是情志的影响，无论是平常的食疗保健还是生病时的用药调治，都和成年人大有不同。

孩子咳嗽时的用药，也应遵循小儿用药原则。

那么，小儿有哪些用药原则？如何合理用药？下面我们来一一详述。

原则 1：用药正确、审慎

首先，要根据孩子的体质特点用药。

孩子不是"缩小版"的成年人，而是有其自身的生理特点。有些家长想当然地把成年人治疗咳嗽的药喂给孩子吃，这是十分不科学的。孩子的身体是不成熟的，脾胃、肝肾功能都很弱，成年人的药物、剂量不一定适合孩子。

还有的家长认为，孩子身体弱，生病时比成年人更需要补充营养，就给孩子吃燕窝一类的补品。此类大补之物往往滋腻碍脾，不仅不利于消化吸收，还加重脾胃的负担。再比如岭南地区的人们常服的绿豆汤、薏苡仁汤均属性凉之品，脾胃虚寒的孩子要少吃。

这些都是由于不科学认识孩子的体质，犯的用药错误。

其次，给孩子用药要轻巧灵活。

古代医家讲"脏气清灵，随拨随应"。在用药过程中，要时刻考虑到孩子的生理、病理特点。小儿跟成年人不一样，所以对药物的耐受程度也不一样。用药太寒凉，会伤阳气；用得太温热，又会伤阴气；补得过早或过头，会闭门留邪；泄得太厉害，又会伤人正气。

在临床之中，要慎用大汗、大热、大寒、大下、大补的药物。

原则2：中病即止、不乱补

给孩子用药时，大汗、大热、大寒、大下、大补的药物使用需要十分慎重。有时在治疗某些疾病的过程中确实需要用到功效峻猛的药物，但须遵守"中病即止"的原则，就是说只能点到为止，不可用得过量。

现在最常见的误区就是"乱投补益"，补的时机把握得不好，补的剂量把握得不对，或者没有考虑到孩子的体质特点，这些大补之物让孩子吃进去，反而损伤了脾胃。胃的受纳跟脾的运化相互协助，脾胃不调，水谷精微不能被很好地吸收，反而影响孩子身体的康复。

这类做法的主要表现是，炎症还没消除的时候就忙着给孩子补，容易导致闭门留寇。比如，肺炎刚好没几天就让孩子喝鸡汤，导致疾病马上死灰复燃。

另外，补得过头或补得不合理，可能会导致孩子性早熟。比如，人参、鹿茸等虽有补益、增强体质的功效，却也能促进内分泌系统功能，有性激素样作用，小儿服用过多、服用时间过长容易引发性早熟之弊。

原则3：时刻呵护孩子的脾胃

中医讲先天之本为肾，后天之本为脾。不管是在治疗咳嗽的过程中，还是孩子咳嗽消除后，都要时刻呵护脾胃。脾土生肺金，一旦脾土再次受损，必然导致肺受牵连，咳嗽又会卷土重来。

原则4：掌握正确的用药剂量与煎服方法

中药汤剂往往是以成年人的量来衡量的。

一般情况下，新生儿的中药汤剂剂量，是成年人的六分之一；婴儿期是成年人的三分之一；到了幼童阶段，就是成年人的二分之一；学龄期就是成年人的三分之二，甚至接近成年人。但孩子最好对证服用儿童专属食疗方、汤方，不建议家长自行减剂量，喂孩子成人汤方。

还有一些药材有特殊煎法，比如：羚羊角、石膏、龙骨、龙齿都要先煎，需要后下的有木香、藿香、薄荷等。还有需要烊服（放入开水或煎好的中药中溶化后服用）的，比如阿胶。

用药的时间与频次也不尽相同。有的需要空腹，有的要饭后，有的一天三次，有的一天两次。像西药阿奇霉素就是一天一次用药，吃三天停四天。

所以，家长要懂得如何正确给孩子吃药，不能吃了一次觉得见好就停止服用了，而且在面诊过程中，要仔细认真地听取医生给予的孩子吃药和煎服方法的建议，按照医嘱给孩子用药。剂量和煎服方法不对，会导致药效不佳，耽误孩子病情。

原则5：治未病

中医特有的一个用药原则是"先证而治"，即"治未病"。其中最经典的应用当数《伤寒杂病论》里介绍的"见肝之病，知肝传脾，当先实脾"。"百病先从脾胃治"，孩子一旦出现不适或有生病的征兆，家长就可以试着先从脾胃找原因，比如回顾孩子近期的饮食、作息、情志等，这些都可能导致脾胃受损。家长也要学会了解孩子一旦生病，接下来有可能会发生什么问题，在这些问题发生之前就进行合理的干预，未病先防。

止咳贴方便、简单，怎么用才靠谱？

　　一听到孩子咳嗽，家长就无比头疼，药物、偏方、食疗方研究了一大通，发现还有一种好东西，那就是止咳贴。用止咳贴止咳，不用担心辨错证，不怕用错药，没有食疗麻烦，一贴就能看到效果，果真有这么神奇吗？止咳贴给孩子用，到底靠不靠谱呢？

一听到孩子咳嗽就用止咳贴？隐患可能大于疗效

　　使用止咳贴前，各位家长先要明确一个原则：止咳贴仅仅是用于辅助治疗上呼吸道感染、支气管炎，甚至是肺炎等引起的咳嗽，并不能完全代替药物治疗，并且对于较为严重的咳嗽，更不能单纯指望止咳贴止咳，一定要看医生。

　　有的家长一听见孩子咳嗽就紧张，担心孩子会咳坏，于是赶快给孩子贴上止咳贴。这种做法往往只是碰巧将孩子的咳嗽"压"了下去，实际上并没有将咳嗽的病根拔除，长此以往不仅咳嗽会反复不愈，还可能引发其他病症。

止咳贴的分类和作用原理

　　现在市面上的止咳贴，主要有普通止咳贴、远红外线止咳贴两种。有些家长说，他们还会使用日本进口止咳贴，有道是"外来的和尚好念经"，部分家长片面地认为发达国家的产品质量更好。其实，不管什么样的止咳贴，家长都要先了解止咳贴的作用原理，再给孩子使用。

　　穴位是人体脏腑、经络、气血的汇集点。止咳贴贴敷穴位，药穴同疗，能疏通经络、调节阴阳、行气散结、抗御病邪，从而达到辅助治疗咳嗽的目的。

普通止咳贴

普通止咳贴是一种传统调制的药物糊剂敷贴，以止咳化痰的药物成分为主，辅以行气活血的药物。

远红外线止咳贴

远红外线止咳贴是一种由远红外陶瓷粉和医用压敏胶等组成的穴位贴膏，运用现代远红外技术和透皮给药技术，刺激人体穴位，可以达到加速血液循环、清肺化痰、修复受损呼吸道黏膜的治疗效果。这种止咳贴以亲水性的大分子物质为基础，与皮肤有很好的生物相容性，在远红外技术的协同作用下，将药物通过皮肤毛细血管送入血液，起效较快，作用持久而平稳。

日本进口止咳贴

至于日本进口止咳贴，其有效成分其实是叫妥洛特罗的处方药，是支气管扩张剂的一种。这种药物并非直接用来治疗咳嗽，而是用来缓解呼吸困难症状。如果孩子不是患了严重的支气管炎、肺炎、哮喘，没有呼吸困难症状，家长没有医嘱就不要擅自给孩子使用，它并不是传说中的"神药"，甚至可能会引起过敏等不良反应。

而且由于这种止咳贴中含有处方药，即便医生开给了孩子，家长也要严格遵照医嘱使用，不能以为不顾剂量地多贴几贴，孩子就会好得快，就擅自给孩子加量。过量的妥洛特罗会带来副作用，最常见的是心悸，这是因为其活性成分通过皮肤经过血液被输送到支气管的同时，也会被输送到心脏而产生影响。

用止咳贴前，须先咨询医生

家长在使用止咳贴之前，一定要先咨询医生：贴什么穴位？穴位在哪里？怎么贴？只有掌握了正确的取穴与操作方法，才能让止咳贴发挥作用。

在使用止咳贴时，家长要先给孩子试用，看孩子是否会出现红疹、疼痛等现象，确认没有不良反应后才能按照医嘱使用。尤其是年龄较小的幼儿，使用时更要慎重选择温和的止咳贴，如远红外线止咳贴。尤其要注意的是，贴了止咳贴也要注意孩子的饮食，慎食辛辣食物和海鲜、羊肉、蘑菇等发物，起居要有规律，按时作息，外出不要受风寒，避免外感。

不宜使用止咳贴的三种情况

正常情况下，止咳贴只是贴在穴位部分，药性不是很刺激，一般不会引起不适或者副作用，但以下三种情况不宜使用止咳贴。

◆ 过敏的孩子要慎用，有些药物可能会引起皮肤红肿、瘙痒等过敏反应。

◆ 外感发热时也不适合使用止咳贴，因其只能辅助治疗咳嗽，要待退热后但咳嗽未清时再用。

◆ 孩子要贴敷的穴位如果有皮损，也不适合贴敷止咳贴，以免发生不良反应。

另外，如果在使用过程中，孩子出现了过敏，如皮肤红痒，或有咳嗽加重、心悸等不良反应，应立刻停止使用，到医院面诊，排查原因后再确定是否继续使用。

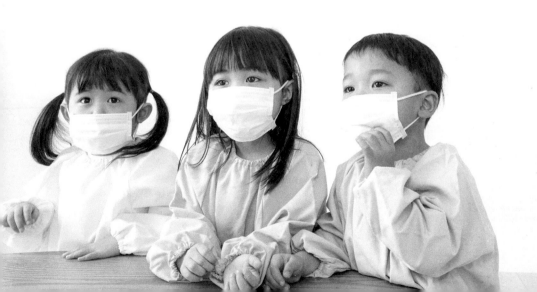

咳嗽痰多，先化痰，再止咳？

中医学认为，"脾为生痰之源，肺为贮痰之器"，脾和肺都与痰的生成息息相关。

小儿脾、肺之气常不足，若加上饮食不节或者外感病邪，容易出现脾失健运、肺失宣降的情况，导致体内水液输布不利，水湿停聚而成痰。

痰既然与脾、肺关系密切，因此辨病、辨证就不能脱离脾、肺而论。

分清痰和咳嗽的先后关系

孩子咳嗽、痰又很多的时候，我们需要分清楚痰和咳嗽的先后关系，明确究竟是咳嗽以后才出现痰，还是因为痰导致了咳嗽。

孩子急性上呼吸道感染早期，一般是咳嗽以后逐渐导致痰增多，因咳动痰，病位在肺，应宣肺止咳化痰。而到了疾病后期，也就是恢复期、缓解期的时候，因痰而咳，病位在脾，应呵护脾土，保持脾胃健运。

但不管痰和咳嗽的先后关系如何，科学的做法都是先化痰再止咳。而且正如前面我们提到过的，孩子咳嗽时不一定非要吃止咳药，只是偶尔咳嗽或轻咳是不需要使用止咳药的。咳嗽归根结底是机体的自我保护动作，当呼吸道内分泌物增多或有异物时，咳嗽可以将其有效排出。一味止咳很可能使痰聚集在孩子的气管、支气管内，进而加重病情，不利于康复。

不同的痰如何化解？

不同的痰有不同的病因，只有找对病因，对证化痰，才能解决根本问题。

白痰

多为受寒所致，表现为舌白、苔薄，咳出的痰不黏、色白，主要是受寒引起，多见于秋冬季节。孩子咳出的如果是此类白痰，食疗要以驱寒为主，比如适当食用性温的陈皮，同时少吃生冷寒凉的蔬菜水果；外出注意保暖，避免孩子再次受凉。

黄痰

痰黄且黏稠，多有热。黄痰为热邪侵肺或先受风寒发高热数天后转化而来，孩子可能会有怕热、舌尖红、舌苔黄等症状。化此类黄痰宜清热，饮食清淡。若是外感风寒后入里化热所致，可以用一些散寒解表兼清内热的食疗方，如大青龙汤；若是寒热错杂、半表半里的，则用小柴胡汤。在家长中颇为流行的川贝，正是治疗热咳的有效食材。

白色稀水样痰

白色稀水样痰一般说明有湿，孩子会表现出身体沉重、大便稀、舌体胖、舌苔厚腻、舌边有齿痕等症状，这是湿邪入体或是饮食过油腻又缺乏运动等所致。此时孩子脾、肺运化功能会有些失调，可以吃一些炒白扁豆、赤小豆等祛湿食药材，并加强锻炼。居住环境也很重要，要尽量控制空气湿度。

不易咳出的痰

这种痰为燥痰，较黏稠，孩子舌苔薄黄。化痰以润燥为主，可以让孩子多喝水，适当将沙参、麦冬等养阴药材泡水服用可缓解，家里要适当增加湿度。

有痰咳不出，怎么办?

除了化痰之外，对于有痰咳不出的孩子，尤其是婴幼儿，自己没能力把痰咳出来，家长可以使用物理方法帮孩子排痰，比较常用的方法是拍背。另外，我还建议采用食疗加小儿推拿的方法。

方法1：拍背排痰法

低龄的孩子可以竖抱，将孩子的头搭在家长的肩膀上；年龄稍大的孩子可以反坐在椅子上，前胸趴在椅背上。家长将五指稍屈，握成空拳，轻轻拍打孩子的背部，促使痰液排出。但是拍打力量不要过大，以孩子没有感到不适为宜。但不要在饭后拍背，以免造成孩子呕吐。

方法2：促进排痰的小儿推拿

穴位1：天突穴

位置：在颈部，胸骨上窝凹陷处。

手法：用食指螺纹面以顺时针方向，轻柔地揉搓30~50下，再突然稍微用力往下压，往往孩子就能吐一些痰出来。

穴位2：膻中穴

位置：在两个乳头连线的中点。

手法：用食指或拇指螺纹面以顺时针方向，揉搓膻中穴，对排出孩子不上不下的痰有辅助作用。

穴位3："咳嗽穴"（小儿推拿经验穴）

位置：在环状软骨下方两边旁开1寸，也就是喉结下方的气管软骨两侧旁开0.5厘米，两侧均为"咳嗽穴"。

手法：用食指和拇指的螺纹面轻轻地上下揉搓该穴，再突然按压，有助于让孩子把黏痰给吐出来。

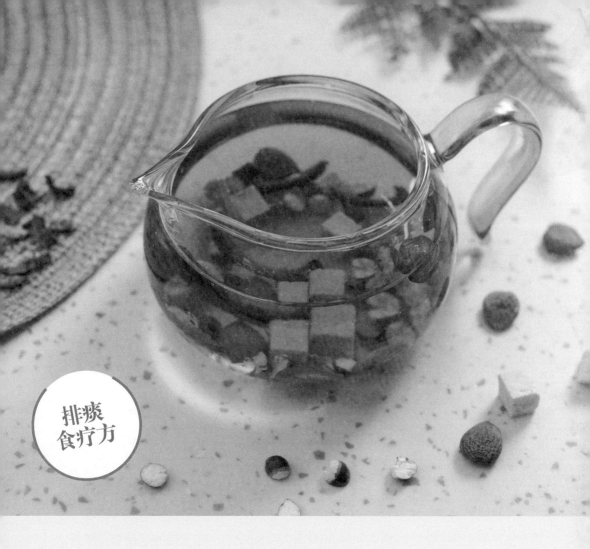

排痰
食疗方

陈皮3g　茯苓10g　芡实10g　南杏仁5g

做法

这四味药材皆可用，也可以选其中一到三味，轮换着来给孩子煲水、煲粥喝。

咳嗽时的忌口，那些"道听途说"对不对？

　　家长一定听说过孩子咳嗽时不能吃肉、不能吃鱼、不能吃发物等说法。这些说法到底对不对？哪些是孩子要忌口的？"道听途说"的民间观点有科学依据吗？如果这也不给孩子吃、那也不给孩子吃，孩子能获得足够的营养抵抗病邪吗？下面我们就将孩子咳嗽时的忌口一一列出，避免家长一不小心"踩雷"。

"肉生痰"，有痰的咳嗽要避免难消化的食物

　　有的家长认为肉属于荤腥，认为孩子咳嗽时一点荤腥都不能吃。对于这个观点，我们谈论起来要有前提。咳嗽以后不能吃肉，是因为吃多了肉会导致孩子生湿生痰，加重脾虚和肺热，使咳嗽久治不愈。

　　痰饮的问题跟脾胃关系最为密切。出现有痰的咳嗽时，吃营养太高、肥甘厚腻的食物，孩子难消化，尤其是孩子发热、精神不好的时候，会进一步导致脾胃弱，脾胃弱则运化水湿的能力就弱，就会越吃越咳、越吃痰越多。

　　咳嗽多痰的孩子饮食一定要清淡，大鱼大肉要少吃或尽量不吃，但不是所有的肉都是肥甘厚腻的食物，比如猪瘦肉性味比较平和。如果孩子胃口好、消化好，可以吃一点瘦肉碎，如果消化不好，就一定要避免吃肉。

咳嗽吃鸡，越吃越咳

　　有句老话说："咳嗽吃鸡，神仙难救。"意思是，吃鸡会加重咳嗽的症状。这句话有根据吗？《随息居饮食谱》提道："鸡肉性味甘，温，入脾，胃经，主补虚，暖胃，滋补效果强，益产妇和虚劳病愈后。"

　　鸡肉可以补虚，但易生发，尤其是公鸡，因此在食疗中要分公母。公鸡

阳性更甚，"发"性更强，助火，过敏、有外伤者不能食用，多用于青壮年补虚弱。母鸡滋补效果强，更多地用于老人、女人、体质虚弱者。

无论公鸡还是母鸡，咳嗽时都不要吃，其生发之性会使咳嗽越来越严重。而且鸡肉的蛋白质含量高，会加重脾胃的消化负担，不利于咳嗽的消除。

即便是咳嗽好后也要等一两周，待身体机能恢复正常时再以鸡肉适当进补，但要以母鸡为主，母鸡性味平和一些，比较适合孩子和病愈后的身体。

鸡蛋、鱼类和海鲜，过敏孩子不能吃

鸡蛋、鱼类和海鲜放在一起说，是因为对很多孩子而言，它们是过敏原。其中，海鲜过敏是导致咳喘的重要因素。孩子如果对这类食物过敏，就不能吃。

孩子对特定食物过敏，本质上是体质的问题。咳嗽期间不仅原来明确的过敏原可能导致过敏，日常没有引起过敏反应的食物，此时也容易导致过敏，所以过敏体质的孩子在咳嗽期间要避免食用鸡蛋、鱼类和海鲜。

有些孩子不过敏，那么就无须严格禁食，咳嗽时可以吃一点。但要注意消化问题，带壳的海鲜由于嘌呤和蛋白质过高，会加重孩子脾胃负担，不要多吃。吃鸡蛋的时候，可以吃蒸鸡蛋，更容易为孩子的脾胃所接受。

不能吃甜食？主要是糖果

咳嗽时不能吃的甜食跟食物甜不甜没关系，但跟食物的性味功效有关。止咳糖浆是甜的，能止咳；冰糖炖雪梨是甜的，能缓解热咳；蜂蜜是甜的，性温，能缓解寒咳。只要对证，就都是有利于止咳的。所以，孩子"咳嗽不能吃甜食，否则会加重咳嗽"是片面的说法。

咳嗽时不能吃的甜食主要指的是孩子的日常零食，比如：孩子爱吃的糖果，如各种棒棒糖、软糖、硬糖，还有孩子爱喝的甜饮料、爱吃的膨化食品……这些食物的甜味来自各种添加剂，会加重对气道的刺激，咳嗽时不能吃。

油炸食物、干果类食物不要吃，伤肺伤阴

百咳皆伤于肺。肺怕燥，咳嗽的孩子不能吃伤津损阴的食物，无论是哪种咳嗽，都要避免。

油炸食物、干果类食物都容易生内燥，伤阴伤肺，孩子咳嗽期间都是要忌口的。

孩子在咳嗽期间吃油炸食物容易导致阴虚，还会加重肠胃负担，导致生热生痰，对咳嗽的好转和治愈有影响。瓜子、花生等干果类食物含水量低，吃了会加重孩子咽喉不适，还容易加重燥热、上火，使咳嗽更加严重。此外，干果类食物难消化，不利于脾胃健运。

寒凉食物要慎吃，挑选水果要留意

孩子体质是偏虚寒的，正气不够充足，这常是导致咳嗽缠绵不愈的根源，尤其是对于慢性咳嗽的孩子。

正是因为孩子的体质特点，孩子生病咳嗽都应该避免寒凉。即使是针对热咳的食疗，有时也会选用偏寒凉的食材，但经过与其他食材的搭配和烹煮，最后也都是取其功效而避其害的。极少数情况下，热咳的孩子能适当少量吃微凉的水果，但在家长难辨别的情况下，建议暂时忌口。

看孩子咳得难受，又吃不了零食，有些家长就想买点水果给孩子吃，毕竟水果有营养又健康。当然，孩子咳嗽时可以适当吃一些水果，不过，偏寒凉的水果还是要避免给孩子吃，更不宜生吃。例如，西瓜、梨、香蕉、火龙果、奇异果、山竹、草莓等，虽然味道香甜，很多孩子爱吃，但还是应该少吃或不吃。

不管哪种食物，吃得对是"宝"，吃不对就会变成阻碍咳嗽痊愈的"绊脚石"。对于很多家长而言，饮食原则太多不容易记住，其实只要做到"饮食清淡、易于消化"，就会对孩子的脾胃调养有利，也会对咳嗽的消除有帮助。

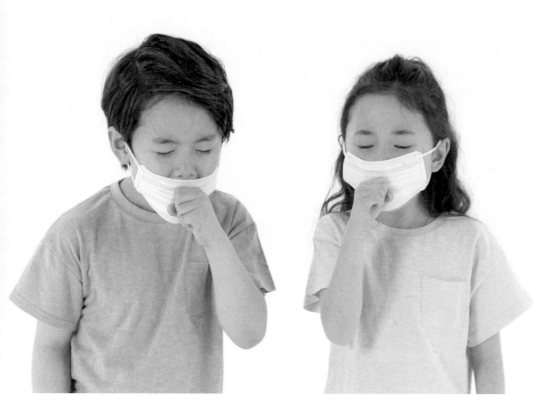

第 2 章

孩子咳嗽易反复，
如何避免？

时不时咳几声、清嗓子，上医院还是自行调护？

有时候，吸入了冷风，孩子的嗓子容易出现这种轻微反应：时不时咳几声、清嗓子。

说是生病，好像也没那么严重；说没生病吧，和完全健康又有些差距。其实，孩子小咳、清嗓，是孩子的身体在向家长"控诉"：最近的养育方式要调整啦！

这种时不时咳几声、清嗓子的原因何在？

它分为外因和内因。

小咳外因：病没断根，慢性鼻部疾病，外部刺激，不好的日常习惯

孩子小咳、清嗓的现象比较常见，西医的诊断往往是咽喉发炎了。经常施力去咳嗽，嗓子自然会有些发炎。这时，只盯着"发炎"，给孩子开很多消炎、清热去火的药物，只是从表面将炎症治好了，实质上并没有将咳嗽的"病根"拔掉，过一阵子孩子的咳嗽还会反复，再去看医生得出的结论依然是炎症未消。但其实，咽喉发炎只是外在的病症，真正的外因有以下四点。

外因1：病没断根

很多孩子出现这种情况的原因是上一次生病没好全。"病根"断不了，很多时候是之前滥用药物和生病时养护不到位造成的。

一方面，家长盲目给生病的孩子使用大量药物，尤其是抗生素和消炎药，这些药物在攻击外邪病菌的时候，连带着会造成体内微生态紊乱。家长常觉得孩子大病之后免疫力、抵抗力变弱，就是这个原因。孩子的炎症被压下去了，但身体的抵抗力变弱了，如果生病后期稍有不慎，又会受到外

邪侵袭,咳嗽就会反复。

另一方面,孩子热退了,咳嗽少了,家长往往就以为是病好了的信号,又觉得此时孩子的抵抗力很弱,就开始通过各种食补把身体补回来,但此时的孩子,消化道的功能还没恢复,当身体无法承受滋腻、厚补、峻补之物时,虚弱的呼吸系统就会首先有反应,旧病"死灰复燃":咳、咳、咳,时不时清清嗓子。

因此,要是孩子的咳嗽很顽固,总也好不了,之前的"病根"没除干净的话,就应该积极辨证论治,分清到底是风寒还是风热,消除外感。

外因2:慢性鼻部疾病

孩子如果有鼻部疾病,如鼻炎、鼻窦炎、腺样体肥大等,鼻子的分泌物会倒流到咽喉,引起咽喉部的应激反应,导致小咳、清嗓。

如果长期刺激咽喉部,还可能引起慢性咽炎。对于这种情况,家长应该以健脾扶正气为主,积极控制鼻子的症状。

外因3:外部刺激

当孩子出现小咳、清嗓的症状时,家长应询问孩子是否感觉不舒服,孩子通常会说"没有",顶多有时会说"嗓子干干的"。

如果孩子并非久病初愈、有慢性鼻部疾病,就可能是外界刺激影响孩子敏感的咽喉了。

家长可以观察在以下情况时,孩子的小咳、清嗓是否更频繁。

- ◆ 天气较冷时。
- ◆ 吃过辣、过咸、煎炸的食物时。
- ◆ 周围空气环境较差时,如空气长时间干燥,或灰尘较大的环境。

如果更频繁,说明症状是由这些外部刺激引起的。外部刺激减轻或消除,孩子的小咳、清嗓症状也会减轻甚至消除。

外因4:不好的日常习惯

此外,孩子一些不好的日常习惯也会造成小咳、清嗓,比如张嘴呼吸、频繁喊叫,都会刺激咽喉。这时除了耐心纠正孩子的不良习惯,还可以适当让孩子少量多次喝一些温水,让咽喉部保持湿润。

对于外因导致的几声咳,家长要注意正确细致的养护方法。比如,大病初愈的孩子,不要着急进补,建议清淡饮食。用两周左右的时间,从容易消化的青菜粥、烂面条等逐渐过渡到正常饮食。再比如:孩子日常出行时,天冷就该遮挡头面部,少吹风;空气差时,建议戴口罩。疫情暴发、传染病高发等特殊时期,一定要让孩子尽量在家,少出门;还应呵护好孩子的情志。

小咳内因:脾、胃、肝、肺辨证论治

中医理论中,人的脏腑都是彼此关联的。孩子的器官十分娇嫩,一有变化更是如此。给孩子医治咳嗽,最要不得的就是"头疼医头,脚疼医脚",不能只关注咽喉、肺部等呼吸器官,其实孩子小咳、清嗓,内因源自脾、胃、肝、肺四大器官的相互影响。

内因1:脾胃虚寒

"脾土生肺金",脾胃虚寒,运化不利,自然会导致肺气不足,调理肺部先要养护脾土。孩子脾胃虚寒是天生的,倘若饮食不注意,常吃生冷食物,就会导致寒上加寒、营卫不固,外邪容易趁机钻入身体,导致小咳、清嗓。

比如说:有些家长想帮助孩子促消化,就常给孩子喝酸奶;有些家长想给孩子补充维生素,就常给孩子吃小番茄。这些食物其实都是偏凉的,对孩子的脾胃并不好。

这类孩子常有以下表现。

◆ 咽喉不干、不痛,但有时微微发痒。

◆ 痰少,偶尔咳出稀薄白痰。

◆ 脸色发黄少华,胃口不好。

◆ 大便常不成形,或先硬后稀。

◆ **身体弱,容易受寒感冒。**

这个时候就需要一些食疗方给孩子补脾益气兼止咳。

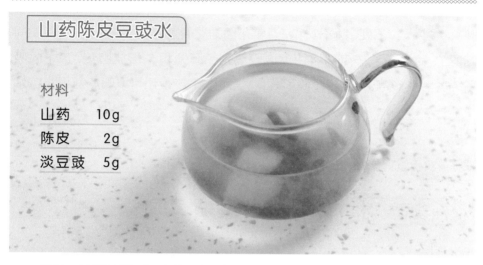

山药陈皮豆豉水

材料

山药	10g
陈皮	2g
淡豆豉	5g

做法 材料下锅,加水约3碗,煮20分钟即可。

用法 连服2~3天。3岁以上孩子对证服用。

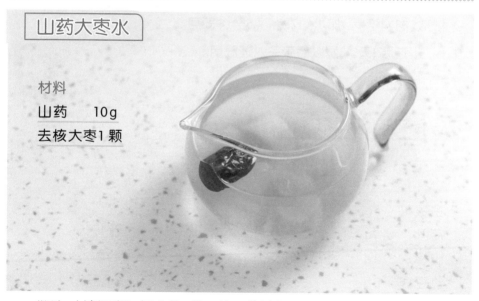

山药大枣水

材料

山药	10g
去核大枣1颗	

做法 材料下锅,加水约3碗,煮20分钟即可。

用法 连服2~3天。3岁以上孩子对证服用。

内因2：积滞生热

孩子如果出现口唇发红，舌苔发黄、厚腻，口气不清新，咽喉疼痛、红肿，大便困难、干硬，睡不安稳，通常是因为饮食的量过多。比如，过年期间吃多了，积滞多了，长期不消化，这股热到了肺部积久形成肺热，孩子呼吸系统就会受影响。这时候，除了素食＋三星汤，孩子还可以喝点消积止咳水缓解病症。

推荐消积止咳食疗方

消食豆豉水

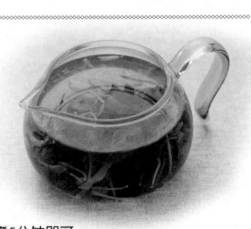

材料

荷叶	8g
山楂	3g
淡豆豉	10g

做法　材料下锅，加水约2碗，煮5分钟即可。

用法　连服3天。3岁以上孩子对证服用。

金银花山楂豆豉水

材料

金银花	5g
荷叶	5g
山楂	3g
淡豆豉	8g

做法　材料下锅，加水约2碗，煮5分钟即可。

用法　连服3天。3岁以上孩子对证服用。

注意　金银花性寒味甘，虽对清热降火有较好疗效，但体寒明显的孩子仍要慎用。

内因3：肺阴不足

孩子如果咳嗽、清嗓接连几个月不好，或高热刚退，或积久，这些情况往往会损伤阴津，对肺部造成影响，导致肺燥失润、肺阴不足。

这类孩子主要表现为：

◆ 咽喉部暗红。

◆ 喉咙常发干，尤其在晚上状况加剧。

◆ 舌红少苔。

◆ 大便不顺、干硬。

这个时候就需要使用一些素食食疗方来缓解孩子的症状。

推荐宁心滋阴食疗方

百合山药山楂水

材料

百合	10g
山药	10g
炒山楂	5g

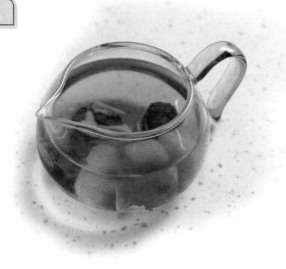

做法　材料下锅，加水约3碗，煮20分钟即可。

用法　连服3天。3岁以上孩子对证服用。

内因4： 肝气不舒

孩子脾土易虚,肝木克脾土,"土虚木亢",肝火就容易过于旺盛。

除了饮食不当,孩子的情志疏于呵护时,也会引起肝火过旺、肝气不舒。这类孩子常表现为:

◆ 咽喉不红,无不适感。

◆ 平时容易积食。

◆ 不爱说话,常发小脾气。

◆ 情绪波动时状况加剧。

这个时候就需要使用一些疏肝止咳食疗方来缓解孩子的症状。

推荐疏肝止咳食疗方

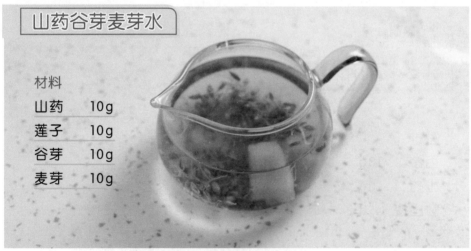

山药谷芽麦芽水

材料

山药	10g
莲子	10g
谷芽	10g
麦芽	10g

做法　材料下锅,加水约3碗,煮20分钟即可。

用法　连服3天。3岁以上孩子对证服用。

注意　家长还应重视配合呵护孩子的情志,替孩子疏肝气。

我们不难发现,肺部的小咳、清嗓,肝木的失衡,寻根溯源,都是脾胃的虚寒与积滞所致。

刚好没几天，又咳？

很多家长都遇到过这样的情况：孩子感冒好了，热退了，鼻涕也不流了，但就是咳嗽迟迟不见好，时不时咳几声，真担心把孩子的咽喉咳坏了。一直这样下去，会不会导致肺部也发炎呢？家长为此非常头疼。

孩子久咳不愈难断尾，是常见问题。

咳嗽通常分为外感咳嗽和内伤咳嗽。内伤咳嗽是需要长期调养才能有比较好的改善的。我们这里要说的是外感咳嗽的反复，也就是感冒发热引起的这类咳嗽。

外感咳嗽为何易反复？

外感咳嗽是由外邪犯肺引起的，一年四季都会发生，有时候只是咳嗽，有时候感冒加咳嗽，有时候感冒好了也会咳嗽。困扰家长的，是明明孩子咳嗽好了，可是没几天又咳起来的这种状况。

选对了医生、用对了药，咳嗽为何还是会反复？

外感咳嗽由感受外邪引起，咳嗽本身是一个驱赶外邪的反应。那么只要有咳嗽症状，就说明邪气还在。刚好没几天又咳起来，要么是外邪未清，要么是又感外邪。

简单来说，就是家长以为不发热、不咳嗽了，孩子病好了，但是其实并没有好全；又或者孩子感冒后正气不足，再受外邪后无力祛邪，再次引发了咳嗽。

咳嗽会不会反复，先看感冒是不是已好全

咳嗽会不会反复，要先看孩子的感冒是不是已好全。

什么情况下感冒算好全了呢？

很多家长会以为孩子退热了，感冒就好了，通常会在第二天或者第三天就让孩子出门或上学，这是很常见的误区。其实发热发烧是感冒最先痊愈的症状，但不代表邪气都被驱赶出来了。邪气还在，意味着外感没有完全好。有的孩子退热之后才出现咳嗽，就是因为机体还处在一个驱赶外邪的过程中，热是退了，但是外邪犹在。

所以，小一些的孩子感冒发热后，要尽量休息够，尽量保证饮食清淡、好消化，经过一周的调理后，等外邪尽去，感冒好全，身体恢复好再出门。

在外感咳嗽好了之后的一周内这个关键期，家长只要呵护得法，孩子很多反反复复的咳嗽就能避免。如果条件不允许，孩子要上学或没人带，那么就要特别重视饮食和起居。

很多家长知道孩子外感咳嗽易反复，总想在孩子病好之后再吃药巩固一下。

其实，外感咳嗽好了可以不继续吃药。孩子生机旺盛，导致咳嗽发生的原因较为单纯，痊愈是很快的。盲目给孩子使用大量药物，尤其是抗生素和消炎药，这些药物在攻击外邪病菌的时候，会连带造成体内微生态紊乱，进一步伤及正气。家长常觉得孩子大病之后免疫力、抵抗力变弱，就是这个原因。如果想给孩子补充营养，巩固营卫之气，可以采用食养的办法。

避免外感后反复咳嗽的4条原则

原则1：避免"食复"

避免外感后的反复咳嗽，科学喂养尤为关键。

孩子热退了，咳嗽少了，家长往往就以为是病好了的信号，就会开始通过各种食补把身体补回来。这是不可取的。孩子此时的身体还无法承受滋

腻、厚补、峻补之物，脾胃虚弱，如果马上食补，不仅容易积食，"脾土生肺金"，连带着呼吸系统首先会有反应。

如果说感冒是一场暴风雨，暴风雨过后的1~2周就是关键的"恢复期"，这段时间孩子看似已经好全，其实大多并未真正将外邪完全祛除，所以要特别注重科学喂养。在外感期间，由于肺气经过病邪的损耗，脾胃经过药物的攻伐，孩子会出现肺气虚、脾胃运化功能未恢复的情况。家长只要收拾好"残局"，帮助孩子肺和脾胃的功能快速恢复，就能避免孩子咳嗽反复。

《黄帝内经》言"食肉则复，多食则遗"。"食复"是咳嗽后期常见的一种临床表现，简单理解就是疾病初愈，因为饮食不合理而复发或者引起其他疾病。

戴天章《重订广温热论》指出："食复，温热瘥后，胃气尚虚，余邪未尽，若纳谷太骤，则运化不及，余邪假食滞而复作。"意思是病后脾胃虚弱，余邪未尽，马上恢复正常饮食，会加重脾胃负担，导致食积。余邪与积食交织，就很容易引起疾病复发。

原则2：食疗养脾胃

家长要注意，孩子咳嗽好了之后的一周内，饮食要继续保持清淡，少量多餐。马上"增加营养"、马上恢复到正常饮食，对孩子的脾胃来说都是负担过重的，很容易引发积食。家长要做的就是坚持每天用"许氏10秒消化判断法"判断孩子是否积食。如有积食，则减少进食的量，配合使用三星汤消积。

消化慢慢恢复之后，一般从第二周开始，可以用一些食疗来调理。给孩子喝食疗粥比喝肉汤好，好消化又有助于胃气的恢复和肺津的滋养。

这时候可以选用山药、大枣、粳米、茯苓、白术、太子参来煲粥，注意要少量多次，这样可以很好地帮助孩子健脾益气，也能补肺气，培土生金。

推荐两个咳嗽后期调理的食疗方，孩子咳嗽期间和咳嗽好了之后都可以适量吃，帮助恢复。

如果是热性咳嗽有痰的，可以吃蒸梨。

如果感冒后出现干咳，可以用杏仁百合粥调理，有润肺止咳、清心安神的作用。

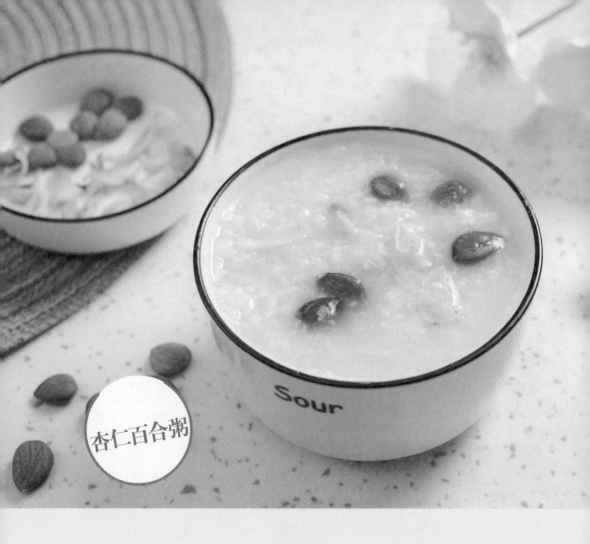

杏仁百合粥

Sour

材料

南杏仁10g 百合10g 大米50g 冰糖5g

做法

南杏仁、百合、大米和适量清水同煲30分钟,加冰糖调味。每次小半碗,一周1次。

用法

3岁以上孩子消化好时吃;1~2岁孩子喝粥水不吃渣。

原则3：小儿推拿助恢复

孩子咳嗽好了之后，家长可以做1~2周的小儿推拿来帮助协调五脏，鼓舞正气，帮助其恢复，避免咳嗽的反复。

推拿方法：平补平泻大肠经100下，推上三关50下，揉二马穴1分钟，还可以做按弦搓摩法1~3分钟。

要是孩子体质虚，还可以加上补肺经200下、补脾经300下。

平补平泻大肠经100下

大肠经在食指桡侧面，自指尖向虎口成一直线。

推拿方法：指根至指尖来回推。

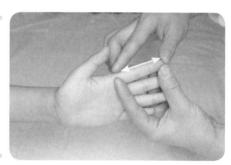

推上三关50下

三关穴在前臂桡侧，腕横纹至肘横纹所成的一条直线上。

推拿方法：用拇指桡侧或食、中二指指面，自腕横纹推向肘横纹。

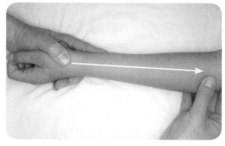

揉二马穴1分钟

二马穴在手背，即无名指、小指指掌关节后方的凹陷中。

推拿方法：用拇指端揉。

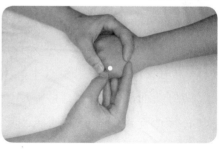

按弦搓摩法1～3分钟

两胁至肚角。

推拿方法：两手五指并拢，从上而下自两胁来回搓摩至肚角处，手掌要贴紧皮肤如按弦状。

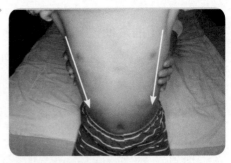

补肺经200下

肺经位于无名指末节的螺纹面。

推拿方法：从无名指指尖推向指根。

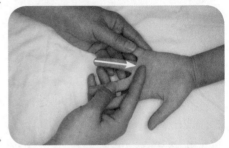

补脾经300下

脾经在拇指桡侧缘。

推拿方法：循拇指桡侧缘由指尖向指根方向直推。

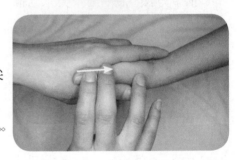

原则4：适寒温，合理保暖

孩子外感期间和外感后的一周内，往往抵抗力差。无论在室内还是室外，家长都要为孩子合理增减衣被。恢复期出门，孩子衣服的领子尽量稍高以免再受风寒。如果空气不好或者天气比较寒冷，出门要戴上口罩和帽子，做好头面部的保暖。另外，尽量不要让孩子长时间处于空气比较混浊的室内，家中建议时常开窗通风、换气。如果要去人多的场合，最好给孩子戴上口罩，回家后马上洗手，更换衣服。

虽然恢复期间须注意保暖，但衣被也不宜过暖，过暖则汗出，毛孔开放，寒邪易乘虚而入。

孩子外感后，家长只要从孩子的衣、食、住、行、情志、医疗六个方面细心调护，外感后咳嗽反反复复的概率就会小很多。

长期咳嗽,可能是便秘惹的祸

孩子长期咳嗽或久咳不断尾的时候,家长往往非常着急:该吃的药吃了,该增减衣被也照样做了,饮食上也尽量保证清淡、好消化,怎么就不见好呢?

听着孩子一声声咳,家长真是心疼坏了。这时候往往有一个很重要的可能性被忽略了:孩子咳嗽的同时是不是有便秘?

如果有此类情况,家长可以试着从治疗孩子便秘入手。很多家长一定很不理解,便秘为什么会和咳嗽有关系呢?

中医认为,肺和大肠相为表里,内外互相配合,共为一体。孩子的肺出现了问题,必然不会只有单一的表现,而会同时出现肠道上的症状。这种情况下,止咳就得先从大便不畅治起。

解决便秘三大步

第一步: 判断孩子是否真是便秘

有的家长认为,孩子只要一天之内没有大便就是便秘了,于是赶紧给孩子吃香蕉,或使用开塞露。这都是不正确的做法。其实,有的孩子大便间隔时间长,但并不是便秘。孩子是否便秘,不能只依据排便频率来判断,而是要对孩子大便的质和量进行总体观察。每个孩子自身的状况不同,因而每日的正常排便次数也有差别,只要排便的性状及量均正常,又无其他不适,就是正常的。

孩子是否便秘的判断。

◆ 数天没大便,但排便时无痛感,大便性状和量正常。

——孩子很健康,家长无须担心!

◆ 持续四天或四天以上不肯大便，好不容易拉出的大便比较干硬、量少，有的细长，有的是"羊咩屎"。

◆ 排便时费力、有痛感。

◆ 腹部胀满、疼痛。

◆ 食欲减退，同时影响睡眠，皮肤出疹等。

——可以判断为便秘。

第二步：停止不正确的通便法

我不建议家长们经常用开塞露"治"便秘，开塞露开口端坚硬粗糙，使用不当可能造成孩子肛周黏膜红肿、疼痛，甚至损伤直肠黏膜。另外，开塞露是利用高渗作用，软化大便，刺激肠壁，反射性地引起排便反应。如果经常使用，直肠对开塞露的刺激会变得越来越不敏感，效果也会越来越差，还可能导致孩子对使用开塞露产生依赖。另外，开塞露还可能对孩子没有发育完全的身体产生刺激作用。

那些肥皂条、石蜡油等"民间大法"，没有科学依据，更不要用在孩子身上了。

至于有些家长，不管三七二十一，孩子一天不大便，就大量地给孩子喂香蕉，说是因为"蕉皮很滑，就默认香蕉也能滑肠"。

这种想当然地给孩子乱吃乱治的方法要不得。要知道香蕉是寒凉的水果，并不适合给孩子治疗虚证便秘。有时孩子吃了香蕉之后，可能确实通便了，但观察一下却是腹泻的稀烂大便，这是寒凉食物入腹造成的。孩子的体质虚寒，一阵"倾盆大雨"之后，该"旱"还是"旱"，还让身体越来越虚。

第三步：便秘分虚实，辨证才能调理好

家长们应该了解孩子的便秘也有虚实之分，对症治疗才能让孩子大便顺畅，才能告别很多和肠道关联的肺部病症，比如咳嗽。

◎ 有的便秘源自天生气虚

家长可以看看，如果你家孩子有以下这些情况，就不要怪孩子总是坐没坐相、站没站相了。

◆ 脸色青黄，明明每天到点就睡觉，还是有两个大大的眼袋。

◆ 偏食、挑食，不爱吃的一口都不吃——总以为大便困难是因为孩子挑食，不爱吃蔬菜导致的，其实没那么简单。

◆ 不爱运动，动辄一身汗，身体并不结实。

◆ 很久才大便一次，大便细长、偏干、色黄、臭味轻，偶尔也会拉黏黏的大便。

这是因为孩子天生虚寒、脾肺气弱，既没有力气去带动身体做跑跳运动，也没能攒足力气推动身体气血运行。肠胃动力也是"懒懒散散"的，无法很好地促进排便。

钱乙在《小儿药证直诀》中说："脾气虚，上附肺而行，肺与脾子母皆虚。"孩子气虚，一旦碰上本虚标实的情况——比如气候一变，外邪就张牙舞爪地朝体虚的孩子进攻，感冒、发热、咳嗽容易接踵而至。

对于这种情况，调理大便就要从健脾理气入手。

推荐用药：启脾丸、太子参颗粒。

◎ 有的便秘由于血虚津液少

虚秘除了气虚秘还有血虚秘。

要想孩子的大便畅通无阻，需要大肠有足够的水分来滋润。血虚的孩子体内津液较少，大肠津液亏虚，无法濡养润肠，大便就会在体内滞留。

◆ 血虚的孩子几天才拉一次"羊咩屎"，大便很硬，臭味不重。

◆ 因为少血，孩子脸色、唇色，甚至指甲的颜色都血色较少，比较苍白，容易手脚冰凉。

◆ 有时孩子坐久了，突然站起来，还会头昏眼花。

对于这种情况，调理大便就要从养阴生津入手。

推荐用药：桑椹膏。

我曾向大家介绍过，高热后孩子津液亏损，可以食用大米粥补充身体匮乏的津液。血虚秘的孩子也可以用这个法子调理身体的水分。

◎ 有的便秘确实是"热气"

便秘等于热气？未必。但实秘很多时候确实是孩子的"热气"造成的。

和虚秘不同，实秘的孩子体内能量满满，无论是气血还是胃肠动力都是足的，但大便就是排不出，肚子也会因为肠道的蠕动而经常胀痛。这是因为孩子长久积食导致体内生"热"了。

食物中的"气"积滞在脾胃，久而久之就会变成一股燥热之气，蒸腾而上，影响肺部，孩子就会生痰、多咳，表现为舌苔、小便均偏黄，大便干硬，爱喝冰水，有口气，打嗝味道很大。

对于这种情况，调理大便就可以从消食导滞入手。

推荐用药：保和口服液或三公仔保济口服液+四磨汤。

需要注意的是，虽然实秘孩子多有"热"，但他们天生脾胃虚寒，即使便秘是积食造成的，实际上也是虚实夹杂的。因此，在治疗和养护方面，不能给孩子吃过度寒凉的东西去清热消积。推荐吃性味平和、润燥通便的食物，如慈姑、黑芝麻、番薯、雪梨、芭蕉、蜂蜜（1岁以下忌用）等。

便秘调养：安抚脾胃肠，摩腹加运动

对于孩子便秘最好的日常调养，我的建议是：腹部按摩和适量运动。

腹部按摩：每天睡前沿顺时针方向按摩腹部，每次做100～300次，促进肠道蠕动，有利于排便。

不同类型的便秘孩子，运动量也各有讲究。

气虚的孩子

过度运动会加大身体消耗，使身体更无力气运化水谷。因此，运动要从不那么剧烈的短期运动开始，随着孩子体质的加强逐渐增加运动量。

血虚的孩子

过度运动会流失过多津液。因此，运动以暖阳无风日散步为主，尽量减少出汗。孩子出汗后，要适当补充水分，以温热的白开水为宜。平日的早餐可以适当多喝粥。

积食的孩子

积食的孩子就该"管住嘴，迈开腿"，进行符合年龄段的运动，如跑跳、玩耍，注意运动后及时擦汗换衣。

糯米花生粥

材料　糯米50g／花生20g

做法　花生去衣捣碎，与糯米加4～5碗水共煎。

用法　每周食用1～2次。

功效　治血虚肠燥便秘。

番薯糖水

材料

番薯	250g
红糖	少量
金不换	3～4叶

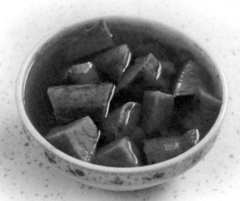

做法　上述材料与4碗水共煲20分钟即可。

用法　可饮汤、少食渣，每周1～2次。

功效　治积滞便秘。

这些治便秘的方子，1～3岁孩子建议喝方子煮的水，3岁以上孩子可以吃里面的食材。

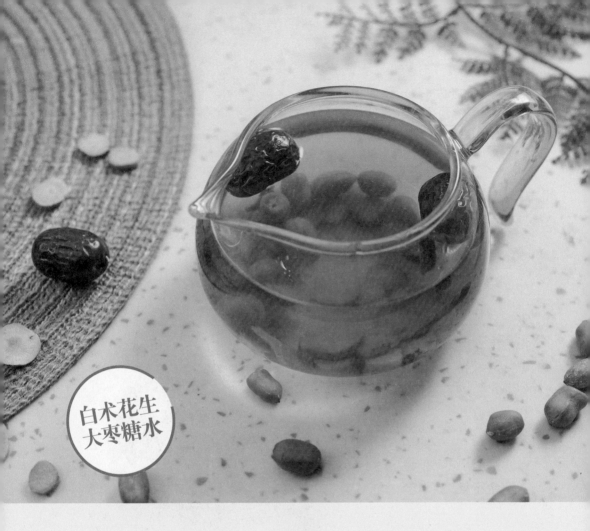

白术花生
大枣糖水

白术10g　　花生10g　　大枣10g　　冰糖少量

做法

上述材料加3碗水共煎,煲至1碗水即可。

用法

可饮汤、少食渣,隔天1次。

功效

治虚秘。

孩子久咳不愈且头疼,是不是得了大病?

常常有家长反映:"孩子咳嗽总是不断尾,反反复复,而且还常常伴有头疼。"看到孩子那么小却得了头疼的毛病,家长心里别提有多着急了,还以为孩子得了难治的大病。其实,这种情况可能是慢性咳嗽造成的,属于上气道咳嗽综合征的一种。如果孩子咳嗽并伴有头疼症状,家长可以重点从以下几个方面观察孩子。

判断是不是由鼻涕倒流引发的头疼

◆ 孩子是否有鼻塞的现象?

◆ 孩子是否有鼻炎或鼻部慢性疾病?

◆ 孩子是否经常咳嗽,或干咳,或咳嗽痰声重浊?

◆ 孩子是否常因头痛、前额疼痛不愿睡觉,一躺下就哭闹,常常趴着睡?

◆ 孩子是否体质较弱,易生病,常脸色苍白,毛发没有光泽?

如果有以上情况,则说明孩子的头疼往往是由鼻水倒流导致的。

孩子鼻腔短小、鼻道狭窄、鼻黏膜柔软、血管丰富,很容易充血引发鼻塞、流涕,年龄较小的孩子往往不会主动擤鼻涕和咳痰,常使鼻涕倒流刺激咽部和支气管黏膜。如果鼻涕堵塞在鼻腔后鼻窦,窦内负压会导致头疼。

鼻涕倒流,多是由慢性的鼻腔、鼻咽部疾病及过敏性疾病引起的。再加上外界环境刺激、情绪过于激动等原因,这种咳嗽往往延绵难断。

中西医结合是最好的治疗手段

治疗这类慢性疾病,最好的手段是中西医结合,用西医抗过敏的治疗手段，配合中医调理，益气养胃敛肺。如果仅服用抗生素等西药，会有"吃时见效，断药复发"的现象，只能暂时止鼻涕、止咳嗽，很难根治疾病。

日常生活中如果观察到孩子有鼻部过敏症状，比如鼻痒、鼻塞、打喷嚏、流鼻涕超过一周，就要尽早干预，否则很容易引发过敏性咳嗽，或者鼻涕倒流导致咳嗽。

若想根治这类疾病，就要把握孩子本虚标实的体质特点，不能一味地清热、化痰止咳。食疗方上，可以根据孩子咳嗽的程度，合理服用南杏仁、北杏仁、川贝、五味子等。

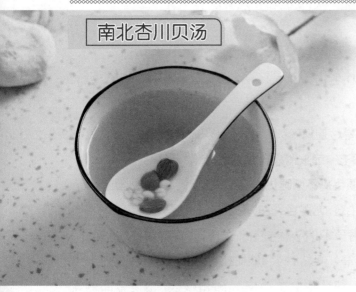

南北杏川贝汤

材料

南杏仁	5g
北杏仁	5g
川贝	2g
陈皮	1g
芡实	10g
白果	5g

做法 白果去壳去皮，所有材料下锅，加约2碗水，大火烧开后转小火煮至小半碗水。

功效 化痰止咳，敛肺定喘，补脾理气。

用法 每天1剂，连续给孩子吃3~5天即可明显好转。3岁以上孩子对证服用。

另外，还可以配合小儿推拿、鼻部按摩等方法来缓解症状。

久咳难治，要不要换医生？

面对孩子的反复咳嗽，家长首先要确定医生是否诊断有误或者用药不当。

有的家长带孩子去看病，医生换得很勤。这种做法好不好？我凭借多年的从医经验来说一说我的看法。

医患配合，相互理解

遇到这种情况，我的建议是，第一次找的医生就能把病看好，当然是最好的。如果第一次好不了，最好还是继续找这位医生看第二次甚至第三次。第二次再去找这个医生的时候，家长应该着重讲述孩子用药以后的效果和表现，这样医生就会在原来的诊疗基础上进行更深入仔细地思考，进而调整和完善诊疗方案。这样对治疗孩子的疾病是有好处的。

当然，第一次看病的时候也要观察医生是否诊查仔细、是否认真聆听家长对孩子病情的描述。如果不是，可以考虑下次换另一个医生。

作为医者，我想说的是，其实对医生来说，治疗孩子的反复咳嗽，需要考虑很多种疾病因素。中医需要四诊合参，西医需要辅助性检查，同时还要花一定的时间采集病史。

所以，希望家长给医生多一些理解，医患之间相互配合，才能准确诊断和用药。

另外，家长带孩子看医生，要认真听取医生的建议，按照医嘱给孩子吃药、养护。治疗孩子咳嗽是医生和家长相互配合的过程，尤其是孩子年龄较小，日常生活中需要更细致、耐心地呵护。家长迫切希望孩子痊愈的心情是可以理解的，但也不要过于焦虑和紧张，以免把不良情绪传递给孩子，除了衣食住行也要有意识地照顾孩子的情志，这对咳嗽的治愈也是至关重要的。

求医问药，家长需要做什么

给孩子治病，是医生和家长相互配合的过程，毕竟家长是最熟悉孩子身体状况的人，在面诊时，多向医生详细、客观地描述孩子的身体和起居状况，对治疗孩子的疾病是很有帮助的。

作为家长，要留心以下问题。

◆ 孩子咳嗽多长时间了？

◆ 咳嗽有没有时间规律？

◆ 咳嗽的时候有没有痰？如果有痰，痰的性状是怎样的？

◆ 孩子咳嗽期间，精神状态好不好？

◆ 孩子最近吃了什么？衣服和被子有没有随着天气变化增减？

……

这些问题可以帮助医生更好地辨证治疗。有些家长比较粗心大意，往往一问三不知，要知道孩子咳嗽的很多症状表现的信息是需要由家长提供的，如若家长全然不知，就不利于面诊治疗了。

另外，孩子患了咳嗽，除了遵照医生的嘱咐吃药外，大部分时间还是待在家中由家长看护。所以，家长在居家看护、调养过程中是非常关键的角色，与医生共同决定着孩子的咳嗽是否可以痊愈。家长虽爱子心切，但是只有从衣、食、住、行、情志、医疗六个方面科学看护孩子，才能让孩子早日康复。

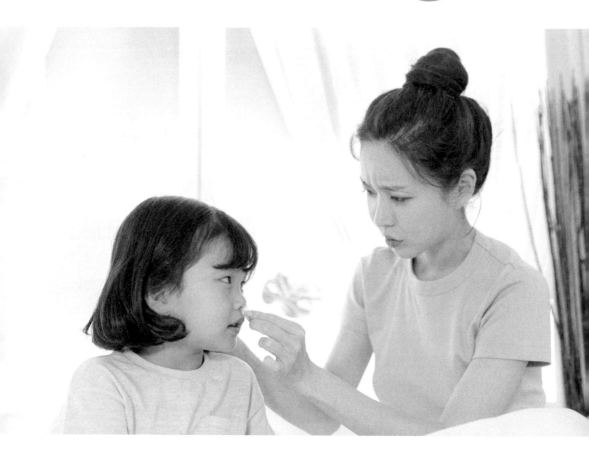

第 3 章

咳嗽的病因、病机
与辨证养护

五脏六腑皆令人咳，非独肺也

咳嗽在西医中是一种症状，但中医认为咳是咳，嗽是嗽，是由不同病因引起的两种不同病证，治疗侧重点也大不相同。

咳？嗽？咳嗽？

《素问病机气宜保命集》指出："咳谓无痰而有声，肺气伤而不清也；嗽是无声而有痰，脾湿动而为痰也。咳嗽谓有痰而有声，盖因伤于肺气，动于脾湿，咳而为嗽也。"

有声无痰为咳，有痰无声为嗽，有痰有声为咳嗽。咳的病位在肺，是肺的宣降功能出现了问题，气道阻塞，因此会咳出声，却无痰或少痰；嗽的病位在脾，脾为生痰之源，痰邪阻肺，而肺又是娇脏，痰堆积多了就会想办法排出去，因此出现了嗽。

临床上咳与嗽常常一起出现，很难完全分开，一般都按照咳嗽来治疗，也就是说治疗咳嗽不能只盯着肺，还要解决脾等其他脏腑的问题。

《黄帝内经·素问·咳论》中说："五脏六腑皆令人咳，非独肺也。"

中医讲究整体观，认为人是一个有机的整体，"有诸内形诸外"，人的种种外在表现都是人体内部情况的反映。咳嗽也不例外，当人出现咳嗽的症状时，虽然表面上看是肺的问题，但其实与五脏六腑各个系统都相关，只是相关性的强弱有所不同。如果只盯着肺部去解决问题，咳嗽往往只是表面上好了，不久又会复发。家长懂得这个道理后，也要在日常生活中合理辨证，对孩子进行养护、食疗。

咳嗽是病象,病机与五脏六腑都有关

咳嗽只是一种病象,其病机是很复杂的,与五脏六腑都有关,心、脾、胃、肝、胆、肾、大肠、小肠、膀胱及上、中、下三焦等的问题都可能引起咳嗽。

《黄帝内经·素问·咳论》中说:"肺咳之状,咳而喘息有音,甚则唾血。心咳之状,咳则心痛,喉中介介如梗状,甚则咽肿喉痹。肝咳之状,咳则两胁下痛,甚则不可以转,转则两胠下满。脾咳之状,咳则两胁下痛,阴阴引肩背,甚则不可以动,动则咳剧。肾咳之状,咳则腰背相引而痛,甚则咳涎。"可见,五脏所引起的咳嗽各有不同,面诊时要先辨证再治疗。

从病象看,咳嗽都属肺。但治疗咳嗽不能仅看病象,还要找到病机。

其实,只有肺这个系统的咳嗽病机在肺,可以通过解决肺的问题并对肺进行调理来治疗,其他如心、脾、胃、肝、胆、肾、大肠、小肠、膀胱、三焦等作为病机时,治疗起来就不能只奔着肺的问题去治疗,而是要根据患者的总体症状和整体情况来探寻病机,找到并确定病机,从病机入手,标本兼治,这才是治好咳嗽的关键。

"五脏之久咳,乃移于六腑",五脏之咳嗽久而不愈,病情就会继续发展,累及六腑。"脾咳不已,则胃受之""肝咳不已,则胆受之""肺咳不已,则大肠受之""心咳不已,则小肠受之""肾咳不已,则膀胱受之",五脏咳还只是以各脏经脉气血失常为主要病机,当病情进一步发展,到了深入六腑的阶段,人体的整体气机运行都会受到很大影响。这也是久咳不愈会影响孩子身体发育的原因。

俗话说,病去如抽丝,五脏之病祛除尚需要足够的耐心,当腑脏同病之时,去除病根可想而知是多么艰难了。这也是慢性咳嗽久治难愈的根源。

孩子身上最常见的咳嗽：外感咳嗽

古人云"名医不看咳"。孩子咳嗽，看似普通，实则大有文章。

临床上导致孩子出现反复咳嗽的原因有很多，如急性上呼吸道感染、喉咙发炎、鼻炎、扁桃体发炎、气管炎、肺炎、反复呼吸道感染、哮喘、肺结核、异物吸入等。

要一一去排查这么多原因是不容易的，需要有经验的医生仔细鉴别。如果诊断错了病症，对应用药就会不准确，咳嗽自然就反反复复好不了。

家长们可以了解一下，孩子的咳嗽大致有两类：一类是外感咳嗽，另一类是内伤咳嗽。

◆ **外感咳嗽**：风寒、风热、燥热等。

◆ **内伤咳嗽**：痰湿、痰热、气虚、阴虚等。

通过对每种咳嗽的了解，家长可以大致做出判断，在日常饮食与生活起居上配合医生的治疗，这样孩子再出现咳嗽，就不会太过紧张与担忧了。

外感咳嗽，六气化邪所致

现在的家长，都格外注意根据天气、季节和环境的变化给孩子增减衣被，生怕一不小心稚嫩柔弱的孩子就会生病。但即便如此，不少孩子还是温度稍有变化、天气情况稍有异常就生病，咳嗽也随之而来。这无疑让很多家长感到困扰。孩子身体尚在发育中，抵抗力差，身体内的营卫之气不足，更容易受外界影响而生病。随着孩子慢慢长大，只要衣、食、住、行、情志、医疗各方面呵护得当，这种情况会慢慢改善。

外界变化导致孩子生病，是因为自然界中的各种"邪气"给孩子的身体带来了伤害。

其实,自然界中的邪气乃是正常的六气所化,它们分别是风、寒、暑、湿、燥、火。

正常情况下,六气是万物生长的条件,对人体无害。不过,它们都会时不时地耍点小脾气,不是发生太过就是不及,或者不合时宜地出现,给人一副狰狞的面孔。我们也毫不客气地称其为"六淫",又叫"六邪":风邪、寒邪、暑邪、湿邪、燥邪、火邪。

"六邪"是外感性的致病因素,作用于人体会引起不同的病证与病状,咳嗽就是其中的一种。

风邪

"风为百病之长",就是说风邪是百病中最重要的病因。我们都知道,风来去无定,能令物动摇,人体若感受风邪,也会动摇。风为阳邪,致病表现为病位在表在上、易于散泄,所以很多感冒都是风邪所致,出现头痛、鼻塞、咳嗽、恶风、发热、汗出等症状。

但是,风邪较少单独侵犯人体,常与其他外邪一起致病。风邪遇寒气,则为风寒;风邪遇湿气,则为风湿;风邪遇热气,则为风热……如果没有风邪的领头带路,外在的邪气是很难进入人体内的,生活中很多常见的健康问题都是由于"风"的入侵而引起的。在孩子的日常生活细节上,家长就要注意多防风邪了,把风邪防住,可以减少孩子很多的病痛。

寒邪

隆冬季节,当气温下降到一定程度时,水会结冰,这是寒凝所致。寒邪不一定出现于冬季,它跟季节无关。但关于寒邪的特性,我们可以由"从水变成冰"这点知道,那就是"收缩""凝滞"。想象一下我们人体,如果受了寒邪,这种"收缩""凝滞",其实会导致气血受寒邪影响而凝结,那么经脉就会因此而受阻,阴阳失去平衡,正气不足难以呵护身体,各种病症就会找上门来。若寒邪与风邪为伍,就会引起风寒感冒。

暑邪

暑邪为夏至之后立秋之前自然界的火热之邪。六邪之中只有暑邪有鲜明的季节性。暑邪有两个主要特点:一是炎热,二是升散。由于夏季多雨潮湿，暑邪致病，还多挟湿邪为患。《黄帝内经·素问》中说："炎暑流行，金肺受邪，民病疟，少气咳喘。"暑邪最易耗气伤津，首先侵犯的就是肺。另外，暑热贪凉，睡觉时吹冷风，室内空调温度过低，会让寒邪侵入机体表面，热闭于内而致病，就会出现"中阴暑"，同样会咳嗽。

湿邪

　　湿，自然是跟水有关了。广东的春季，地面与墙面经常湿漉漉的；打开包装的饼干、瓜子，遇到空气中充足的水分，第二天就潮湿得不能吃了……如果我们身体里的水分多了，为湿邪所侵，会怎样呢？当湿气重的时候，我们会明显地感觉自己身子重，懒得动，对于人体的器官而言同样如此，它们也会懒得动。

　　湿邪为阴邪，机体阳气与之抗争，易损耗阳气。湿邪还有重浊、黏滞的特性，留滞于身体任何部位，都会影响气血流通：留滞于经络，使肢体困重；留滞于关节，阳气不得布达，使关节疼痛；脾主运化水液，性喜燥而恶湿，故湿邪常易困脾，致使脾阳不振，运化无力，消化不良，腹部胀满，大便不爽。很多慢性咳嗽就是这样被湿邪给困出来的。

燥邪

　　燥邪不屑与湿邪为伍，偏要反其道而行。凡致病具有干燥、收敛等特性的外邪，均称为燥邪。"燥胜则干"，燥邪为干涩之病邪，侵犯人体，最易损伤津液，出现各种干燥、涩滞的症状，如口鼻干燥、咽干口渴、皮肤干涩等。

　　肺为娇脏，喜清润而恶燥。肺主气，司呼吸，开窍于鼻，直接与自然界大气相通，燥邪从口鼻而入，影响肺气宣降，甚至燥伤肺络，就会出现干咳少痰，或痰黏难咳，或痰中带血，甚则喘息、胸痛等。由于肺与大肠相表里，肺津耗伤，大肠失润，传导失司，可出现大便干涩不畅等症状。

火邪

　　火邪有点像燥邪的大哥，以火热伤人，具有燔灼、炎上、耗气伤津、生风动血等特性。火热伤人，机体的阳气过盛，既可以迫使津液外泄而多汗，又可以直接消灼津液，出现口渴喜饮、咽干舌燥、小便短赤、大便秘结等症状，咳嗽刚开始以干咳为主。

外感咳嗽的诊断和治疗，须分寒和热

孩子的一声咳嗽里，藏着不少辨证治疗的学问。

咳嗽的诊断和治疗，与感冒的中医辨证一样，也要区分寒和热。如果孩子咳嗽不严重，家长能够比较肯定地辨别出寒热，就很自然地可以到药店去有针对性地买中成药了，并且能给孩子适当的饮食调养，很多时候不用去医院，家长就能将孩子的咳嗽给治好了。

但总有家长打退堂鼓，留言说："太复杂了，怕学不会，干脆全听医生的好了。"家长要明白，西医不擅长辨证，攻伐猛烈的西药往往导致孩子娇嫩的脾胃愈发虚弱；尤其是使用抗生素还会扰乱孩子体内的平衡，降低孩子的抵抗力，给外邪侵袭以可乘之机。中医虽通辨证，但医生不可能关注到孩子日常生活的方方面面。

要养护好咳嗽的孩子，不让"治咳战线"拉得太长，还得靠家长在日常生活中对孩子精心呵护，家长可不能当"甩手掌柜"！

家长根据痰的性质、咳嗽的时间、全身的症状，可以简单大概判断孩子咳嗽的寒热性质。临床上孩子咳嗽往往比较复杂，如果咳嗽严重，一定要去看医生。

热咳

有的孩子早上起来咳嗽，咳起来就止不住，声音很大，常常咳得直不起腰，有时候还会干呕，喉咙里一直有痰，痰黄而稠。

这是热咳孩子的典型症状，我们可以用8字诀来判断热咳。

热咳8字诀：日咳声响，痰黄质稠

日咳声响，痰黄质稠，这是热咳最显著的特征。

热咳的孩子通常表现为以下几方面。

◆ 喉咙干痒甚至发痛，通常早上咳得厉害，咳嗽的时间多在白天，也可能咳起来无明显时间规律。

◆ 多为阵发性剧咳，声音很响。

◆ 咳出来的痰颜色黄、质地稠。

◆ 多伴随大便干、舌苔黄的症状。

孩子有以上症状的，多半就是热咳了。

热咳治疗四种药

如果去看西医，医生经常会给孩子开止咳药止咳，如孟鲁司特钠片，也就是我们习惯叫的"顺尔宁"，以及丙卡特罗等。

不建议一开始就用止咳药，这只是表面上把咳嗽"压"住了，而且这些药价格高、疗程长，用后咳嗽易反复，一旦中途停药，孩子的咳嗽很容易卷土重来。此外，孟鲁司特钠片可诱发过于兴奋、失眠、多梦等"精神副作用"。

更推荐对证使用肺力咳合剂、小儿肺热咳喘口服液、安儿宁颗粒、急支糖浆等。

肺力咳合剂是治疗热咳的药，如果医生既开蛇胆陈皮液（寒咳用药），又开肺力咳合剂，那是有问题的，家长需要留意。

热咳日常饮食养护关键词：清肺热

热咳的源头在于肺热，想治热咳，清肺热是关键。

中医理论讲的"清肺"，当然不是"清理肺部"的意思，而是滋养阴液，清除肺热、肺火。肺为娇脏，喜清润而恶燥，日常生活中稍有不慎就可能导致肺热。

因此，在饮食上，家长应该给热咳的孩子选择清肺、润肺的食物，最好以清淡为主，还可适当补充维生素C、维生素B_2。保证孩子每日补充足够的水分，不宜以饮料代替温开水。

热咳的孩子适合的食物：木耳、胡萝卜、番茄、百合、炒杏仁、白果、芦笋、罗汉果、蛋黄、动物肝脏、香菇、猪瘦肉、豆浆、蜂蜜等。

清肺、润肺的水果：柑橘、草莓、猕猴桃、柠檬、枇杷、梨等。

下面四个食疗方，适合热咳的孩子。

腐竹粥

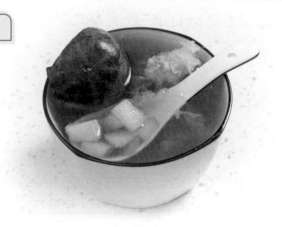

材料

腐竹	100g
大米	50g

做法　腐竹、大米洗净，放入锅中，慢火熬煮成稀烂的粥。

用法　给孩子分次食用。用于风热咳嗽、痰热咳嗽。2岁以上孩子对证服用。

罗汉果银耳炖雪梨

材料

罗汉果	5g
水发银耳	50g
雪梨	100g
枸杞子	10g

做法　银耳切丁，雪梨切块去核、去皮、切丁；锅内放入食材和3碗水，大火烧开后小火煮至1碗水即可。

用法　3岁以上孩子对证服用。

川贝豆浆饮

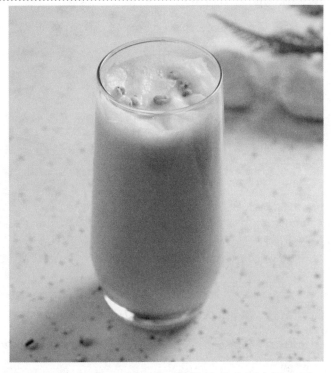

材料
川贝母	5g
水发黄豆	100g
白糖	10g

做法　黄豆放入榨汁机榨成豆汁,加入川贝母,搅拌成碎末状;倒入锅中大火煮5分钟,撇去浮沫加白糖即可食用。

用法　2岁以上孩子对证服用。

川贝冰糖雪梨

材料　雪梨1个 /川贝母　5g /冰糖适量

做法　雪梨完整切去蒂部,挖出雪梨心;川贝母碾成粉;将川贝粉、冰糖放入雪梨内部,盖回蒂部,用牙签穿连,放入炖盅,炖约30分钟。

功效　清热,化痰,止咳。

用法　3岁以上孩子对证服用。

注意　也可将雪梨切成数小块与磨好的川贝粉加水炖。

寒咳

经常有家长讨论：

"孩子活泼精神，一开口却让人心疼，声音沙哑干涩，说话间夹杂着喘息和咳嗽，好半天都止不住。"

还有的妈妈说："孩子咳嗽已经两个星期了，跑了三四家医院，换了七八个医生，药一直没停，书里看到的止咳食疗方也换着吃，可病情总是反反复复，怎么都好不了。"

这是怎么回事呢？

问到症状和发病时间，家长表示，孩子总爱早晚咳嗽，而且喉咙有痰咳不出，即便咳出来也是白痰，很稀……

这是明显的寒咳。

寒咳8字诀：早晚咳嗽，痰白质稀

寒咳的孩子咳嗽的时间通常较有规律，一般在早起和晚上睡前咳嗽得厉害，喉咙有痰咳不出，即便咳出来也是白白的、很稀的痰，不是又浓又黄的那种痰，而且泡沫比较少。

寒咳最让家长头痛的特点，就是看似不严重，但比较难治好，难断尾。一旦在药物治疗、饮食等方面没注意到位，恼人的咳嗽就容易卷土重来。

寒咳和热咳比较明显的区别有两点：一是痰的颜色、质地不同，热咳痰黄而质稠，寒咳痰白而质稀；二是寒咳会出现类似感冒的症状，如头痛、鼻塞、流清鼻涕等，而热咳不会出现。

寒咳治疗用药

寒咳治疗一定要对证，在药物方面，治疗寒咳的中成药的选择很有讲究。

这里先和大家分享一个用药不妥的案例——这是一个小患者在治疗咳嗽方面走过的一段弯路。

这个孩子同时服用4种药治痰咳，分别是：施保利通片、蒲地蓝消炎口服液、蛇胆陈皮口服液和肺力咳合剂。

对药物秉性有了解的家长肯定发现了其中的端倪。

施保利通片属于植物药，可以活血、凉血，主要通过增强孩子免疫力达到抗病毒和抗细菌的目的，其实已经脱离了中医辨证论治的理念，不能算是中成药了；而蒲地蓝消炎口服液是具有清热解毒功效的中成药。

蛇胆陈皮口服液是具有温肺化痰功效的止咳药，而肺力咳合剂是具有清肺化痰功效的止咳药。这两味药放在一张药方中，一个温肺，一个清肺，究竟治的是寒咳还是热咳？其实是弄混了。

所以，如果孩子是寒咳，用蛇胆陈皮口服液是合理的，不应该用蒲地蓝消炎口服液和肺力咳合剂。

针对寒咳的具体情况，推荐这些药物：蛇胆陈皮口服液（适量用）、橘红痰咳液、三拗片等。

对于较棘手的寒咳，吃药的同时使用外治法（雾化、穴位贴敷等）也比较有效。

有很多家长反映，不会辨别寒咳、热咳，担心辨错证，耽误孩子的病情。如果寒咳、热咳仍旧分不清，可以选择这三种药：小儿葫芦散、小儿消积止咳口服液和止咳糖浆（广东省中医院制剂）。

这三种药可以"寒温并用"。

寒咳日常饮食养护一句话：拒绝凉性食物

寒咳的孩子的日常养护，衣、食、住、行、情志呵护都相当重要，其中"食"更要食得合理，寒咳孩子的家长们应以"拒绝凉性食物"为核心，对寒咳的孩子进行日常饮食调护。

凉性食物，如川贝母、雪梨，是大忌。雪蛤、枇杷等，家长也不要给寒咳的孩子食用。

想要给寒咳的孩子补充水果纤维和营养的家长也要留心，西瓜、梨、香蕉、火龙果、奇异果、山竹、草莓等偏寒凉的水果不要给孩子吃。

相对的，孩子可以适量吃些偏温性、平性的水果。

偏温性水果：榴梿、龙眼、荔枝、水蜜桃、樱桃等。

平性水果：苹果、黄皮、牛油果、释迦、葡萄、番石榴等。

家长们常用的川贝母炖雪梨，一定不要给寒咳的孩子食用。

我推荐两个适宜寒咳的孩子的食疗方：陈皮粥、葱白生姜糯米粥。

陈皮粥

材料
大米　　50g
陈皮　　1~2g

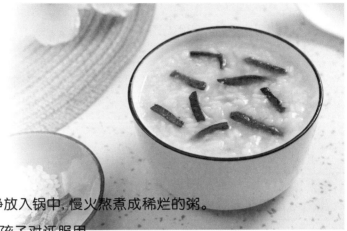

做法　材料洗净放入锅中，慢火熬煮成稀烂的粥。

用法　2岁以上孩子对证服用。

注意　陈皮粥对于风寒犯肺的咳嗽比较有效。

葱白生姜糯米粥

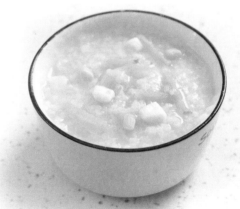

材料
糯米　　50g
姜　　　5g
葱　　　适量

做法　先将糯米煮成粥，加入姜、葱白，再煮5分钟。

用法　3岁以上孩子对证服用，1~3岁孩子只喝粥水。

寒咳难治，孩子生活起居别"踩雷"

　　寒咳难治，有的孩子治疗寒咳刚有起色，一不注意又咳起来。对于寒咳的孩子,药物对证了,日常护理方面也要"小心踩雷", 千万别让孩子再受风、受寒。常见的护理误区有以下几方面。

◆ **玩耍: 病情稍好就跑跳出汗。**

错!

孩子玩得满头大汗又没有及时擦干,容易感受外邪,使原本就虚弱的身体雪上加霜,导致咳嗽反复发作。

◆ **穿着: 咳嗽一两声就包裹严实。**

错!

俗话说"多衣多寒",如果不辨气温的高低,总是穿太多衣服,将孩子当成温室里的花朵,就难以提升其抵御风寒与抗病的能力。

◆ **睡眠: 刚有点精神,就玩到很晚才睡。**

错!

孩子睡前过于兴奋会难以入睡。生病时得不到很好的休息,很容易让身体更加虚寒、气虚。

总之,家长对寒咳孩子的呵护必须很小心,在日常生活中千万别让孩子的情绪起伏太大、过于激动。如果外面有风或是阴天,寒咳的孩子就尽量别出门啦!

寒热夹杂的咳嗽怎么办?

咳嗽是个既难缠又复杂的常见问题。

很多家长认真学习了寒咳、热咳的分辨方法,却发现自己家的孩子出现的症状无论是和寒咳还是和热咳都"不能完全对上号",既有点像寒咳又有点像热咳,以致日常调理和养护都无从下手。

这正是咳嗽最复杂的地方之一,就是并不只有寒咳、热咳这么简单。一方面,孩子可能出现寒热夹杂的情况,既有寒咳的症状,又有热咳的症状;另一方面,孩子的发病和传变都是很迅速的,有时候早上是寒咳,下午可能就转为热咳了。

这种情况在秋冬季节很容易发生,也是很多家长单纯按照寒咳、热咳给孩子治疗,效果却不尽如人意的原因之一。

寒热夹杂咳嗽的典型症状

寒热夹杂的咳嗽又称"寒包火",典型症状就是受风寒和"热气上火"的结合。

- ◆ 有恶寒、体痛、咳嗽、鼻塞等表寒现象。
- ◆ 有口干渴、咽喉干痛、咳嗽少痰、小便短赤、舌红苔黄、大便干燥等里热现象。
- ◆ 部分孩子还可能会有高热,头痛,全身关节、肌肉酸痛等症状。

古人对"寒包火"的治疗方法,总结为一句话,即"解其寒而热自散"(《类证治裁》)。

孩子脏腑娇嫩,光是解表,郁热不散,天气稍微一冷,孩子的咳嗽可能复发。所以,治疗时还要家长们多用一些小儿调理方法。

进行调理前,必须先予以辨证:孩子的热,究竟是实热还是虚热?搞清楚这个问题才能对证下药。

孩子的实热多来自积滞化热,孩子的舌苔、口气、大便、睡眠肯定是有问题的,尤其会有舌质红、舌苔黄厚的表现。

既然实热来自积滞,那么清实热就要往消食导滞的方向去做。

那么虚热呢?虚热是体内津液匮乏导致的,要么是孩子不适应秋冬干燥的气候(这也是秋冬"寒包火"常见的主要原因),要么孩子前不久才高热久病过。

既然虚热是由于津液匮乏,那么调理的时候就要有意识地给孩子饮用米粥、发酵茶等补充津液,秋季"黄金"润燥方秋柠饮也可以经常喝(如果干燥情况相对不严重,可以隔1~2天饮一次)。

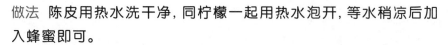

秋柠饮

材料

陈皮	1~2g
新鲜柠檬	1~2片
蜂蜜	10ml

做法 陈皮用热水洗干净,同柠檬一起用热水泡开,等水稍凉后加入蜂蜜即可。

功效 健脾行气,化痰润燥。

用法 2岁以上孩子对证服用。可每日1杯,连喝1~2周。

寒热虚实夹杂的咳嗽是十分复杂的,有时医生都难以判断准确,家长难以分辨也是正常的。但这并不意味着不能自行调理,当寒咳、热咳分不清时,选用寒温并用的药物最保险。

分不清寒咳、热咳,选择寒温并用的药物

分辨不清寒热,或者发现孩子是寒热夹杂的咳嗽时,宜选择寒温并用的药物。

可以选择西药的止咳药:易坦静、美普清(盐酸丙卡特罗)。

抗组胺药:扑尔敏、西替利嗪、氯雷他定。

中成药:小儿葫芦散、小儿消积止咳口服液、止咳糖浆(广东省中医院制剂)。

大家通常有误解,觉得用中成药没有那么大的副作用,对孩子没那么"伤"。实际上,对于孩子咳嗽,如果分不清寒热、虚实,用西药的止咳药会更有效、更安全,切记不要随便选择中成药。而且要慎用镇咳药,没有医嘱不得自行使用。

同时要注意饮食,寒凉、燥热、刺激性大的食物应少吃或不吃。

寒热夹杂咳嗽的日常养护

◆ 保持居室环境空气清新。

◆ 孩子睡觉时,家长最好用枕头撑起其后背和头部,略微倾斜,以防咽喉黏液滞留喉咙内。

◆ 减少洗澡次数。

爱咳嗽的孩子最好在无风的中午洗澡,因为洗澡会使人体血液循环加快,增加咽喉分泌物的产生,更容易引起咳嗽。

如果孩子咳嗽严重,一定要及时就医。

内伤咳嗽，须协调脏腑

　　有的孩子久咳不愈，家长便带着孩子去看医生，结果医生居然开了一些补益的药。家长肯定会感到疑惑，咳嗽的时候不是不适合补益吗？

　　这种说法的确没错，但是有一个前提条件，不适合补益的情况是指外邪入侵所引起的咳嗽，也就是外感咳嗽。此时如果盲目补益会增加脾胃负担，不利于外感咳嗽的治疗。但如果孩子已咳嗽超过一个月，那么很可能是内伤咳嗽，这时补益才是正确的做法。

　　这里也提醒各位家长，孩子久咳不愈要立即看医生，不要让外感咳嗽转变为内伤咳嗽。

内伤咳嗽如何判断？

导致内伤咳嗽的原因主要有两方面。

◆ 外邪侵体后致咳，但孩子本身正气不足，正气无法驱邪，久咳便伤气、伤阴，更无法排邪病愈。

◆ 五脏六腑皆令人咳。孩子脏腑出现问题，久久未能调和，因而致咳。

孩子的内伤咳嗽，大多数属于第一种原因。简而言之，就是孩子脾胃虚弱，脾主运化，气血不能生化，导致咳嗽。咳的时间久了，把自己咳出了内伤，咳出了亏损。

所以，治疗内伤咳嗽的时候就要忌苦寒药物，忌攻伐猛药，抗生素这类药物更要慎用或不用。

如果孩子在夜晚某一时间段咳嗽明显，家长可以粗略初判一下。

◆ **半夜1: 00 — 3: 00咳: 肝咳**

调理方向以疏肝为主。

◆ **凌晨3: 00—5: 00咳: 肺咳**

调理方向以降肺气为主。

◆ **凌晨5: 00— 6: 00咳: 大肠咳**

肺与大肠相传导, 调理方向以护肺为主。

协调脏腑需要比较长的过程, 建议在医生指导下服中药、食疗, 不能一止咳就停药。

三种内伤咳嗽, 三个食疗方对证解决

绝大多数孩子的内伤咳嗽由脾胃内伤所致, 主要类型为积食咳嗽、痰湿咳嗽、痰热咳嗽。

积食咳嗽

痰不黄, 咳嗽不剧烈, 困倦无力, 夜寐不安, 不思饮食, 腹满胀痛, 大便稀烂、酸臭或便秘。

治疗方法: 应消积健脾, 帮助孩子把积食消下来, 咳嗽就会改善很多。

莲山消积粥

材料 去芯莲子　5g /山药5g /芡实5g /神曲5 g/炒麦芽5g 扁豆5g / 焦山楂3g / 粳米50g / 白糖 适量

做法 前7味药下锅, 加约3碗水, 大火烧开后转小火煲30分钟, 滤渣下米, 慢火煲至米粥软烂, 服食时加适量白糖即可。

功效 健脾消积。适用于积食咳嗽的孩子。

用法 3岁以上孩子对证服用。

3岁以下孩子若有积食咳嗽, 可以用三星汤消食导滞, 等积食下去了, 再用合适的方法健脾, 如小儿健脾方等。

痰湿咳嗽

咳嗽伴有脾失健运的症状,表现为痰多,色白而稀,连续的咳嗽,咳声重浊,胸闷纳呆,精神疲倦,食用生冷的东西时加重。

治疗方法:痰湿咳嗽多见于脾虚湿盛的孩子,治疗应燥湿化痰,清肺止咳。

山药薏冬粥

材料　薏苡仁5g /山药20g /冬瓜子5g /粳米50g

做法　材料下锅,加约2碗水,大火烧开后转小火煲至米粥软烂即可。

用法　3岁以上孩子对证服用。

功效　健脾排浊。适用于痰湿咳嗽的孩子。

痰热咳嗽

痰多,黏稠,色黄,痰中带有腥气,甚至痰中带血;内热盛,面红、目赤、唇红,烦躁不安,小便短赤,大便干燥,舌红苔黄,口臭等。

治疗方法:多由脾胃积热或心肝火旺,痰上贮于肺形成,应清热止咳。

荸荠海蜇丝

材料

荸荠　　　　　30g

海蜇皮（漂洗）30g

做法　材料下锅煮熟,切丝。

用法　3岁以上孩子对证服用。

功效　清热化痰。适用于痰热咳嗽的孩子。

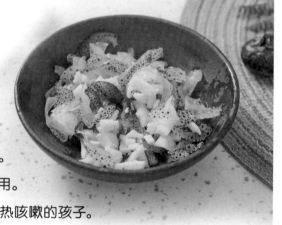

以上便是儿童常见内伤咳嗽的分型和调理方法。内伤咳嗽的调理需要的疗程较长，稍有不慎就会反复，对付这种久咳，看医生与自行调理并行最稳妥。

最后也提醒家长警惕百日咳，具体表现：孩子久咳，可能有流涕、打喷嚏、低热症状，也可能只有干咳症状；咳嗽症状逐渐加重，平时咳嗽呈阵发性、痉挛性，最后甚至演变成深长的鸡啼样吸气性吼声——这便可初判是百日咳，有传染性，应立即就医。

看得到的咳嗽，看不到的情志受伤

真正要让孩子增强免疫力，少吃药，少生病，健康成长，需要从衣、食、住、行、情志和医疗六个方面全面呵护。

现在的家长对孩子的衣、食、住、行、医疗都非常细心，平日精心呵护，生怕稍有风吹草动就让娇弱的孩子生病，而往往忽略了"情志"这一点。很多家长甚至对"情志"这个概念很陌生。

简单来说，衣、食、住、行和医疗，需要我们在日常生活中实实在在地付出，是有形的；而"情志"是无形的，看不见摸不着，它是一种情绪和感觉上的呵护。很多人觉得情志对孩子的疾病治疗和日常保健并没有什么帮助，还不如多注意饮食，有病就上医院。这是一个很大的误解。

情志究竟是什么?

情志，是人的机体对外界环境刺激的不同情绪反应，是孩子七情六欲的表现。

人有七情：喜、怒、忧、思、悲、惊、恐。人的情绪、情感的变化，不仅仅是心理作用，还对人的身体，尤其是对正在生长发育的小孩子来说，有很大的影响。

《养性延命录》里说："喜怒无常，过之为害。"情志，如果从西医角度来讲，可能涉及内分泌系统、神经系统，而从中医角度来讲，它与五脏相关，所直接对应的就是心肝。长期情志受伤，往往导致肝木受损，孩子免疫力下降，也会导致其他很难治疗的疾病，过敏性哮喘、过敏性咳嗽、过敏性鼻炎等过敏性疾病，以及癫痫、多动症、自闭等精神疾病都和情志受损有关。

西医通常说的慢性咳嗽，就是中医所讲的内伤咳嗽范畴，而慢性咳嗽中的过敏性咳嗽、咳嗽变异性哮喘和心因性咳嗽等，都与情志受损有关。

心因性咳嗽的孩子，特点是很爱边笑、边玩、边咳，咳得鼻涕眼泪一塌糊涂,甚至呕吐,而且你越关注他,他越咳得厉害,往往惹得家长很烦躁,对他又骂又凶。我曾看过不少这样的病例,家长总是不耐烦,骂孩子一直咳嗽的同时又斥责孩子嬉皮笑脸。

在我的诊室里,遇到这样的小患者,我会让孩子离开妈妈的视线自己去旁边玩。我发现,当孩子不用再看家长的脸色,妈妈不再密切关注他、暴躁地说他的时候,咳嗽就好了很多。从小调理好孩子的肝木,温柔呵护孩子的情志,孩子长大后确实不太容易出现所谓的过敏性咳嗽、心因性咳嗽。家长不应过度地当面责骂孩子,应把注意力放在呵护肝木和情志上,让孩子在充满正确关爱和引导的环境下成长,正如得承春风沐浴和润泽一般,才会长得好、长得茁壮。

孩子的情志看不见摸不着,对情志的呵护,要怎么做呢?

呵护情志方法1:拥抱、抚触、交流

在从弱小的孩子逐步长大成人的过程中,不仅需要饮食方面的营养、日常生活的照料,同样也需要心理、精神和感情上的关怀,这是很多家长容易忽略的一点。

孩子的身体和心灵都在成长,更需要爸爸妈妈在日常生活中多给予温暖和关爱。建议家长每天抽出一些时间,拥抱自己的孩子,让他感受怀抱的温暖。时常对孩子进行抚触,多和孩子交流,让孩子感受到爸爸妈妈是非常爱他的。

呵护情志方法2:陪伴成长不缺席

爸爸妈妈即便工作再忙也要抽出时间陪伴孩子,孩子成长路途上不仅需要有形的物质营养,心理上和情绪上的照拂也必不可少。爸爸妈妈不要只关心孩子吃什么、穿什么、用什么,更要关注他的心理状态与情绪变化,在孩子需要的时候,给予适当的心理支持与情绪辅导,使孩子的情志在最需要时得到及时的疏泄和安抚。

孩子的成长需要陪伴,但这种陪伴应是积极的、正面的。家长需要尊重、在意孩子的感受，及时回应孩子的请求，耐心沟通与引导，让孩子真正体会到来自家长的爱，树立正确的是非观念，塑造完整的人格。

现今有一种陪伴叫作"缺失性陪伴"，比不陪伴更严重地损伤孩子的情志。比如，家长在陪伴孩子时一直看手机，对孩子的话语与请求忽视或敷衍回应，甚至也给孩子一部手机，让孩子自己去玩，这不是真正的陪伴。父母在身边，孩子却感觉很遥远。陪伴需要互动，没有互动的陪伴只会损伤孩子的"情志"，让孩子更容易生病。

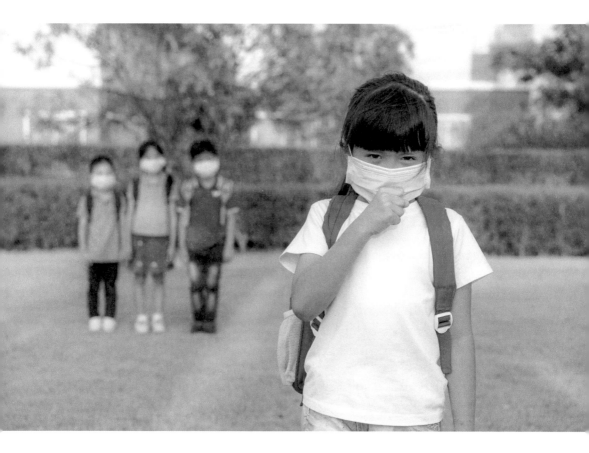

第 4 章

治咳治病根，
常见咳嗽的治疗和养护

第 1 节

急性上呼吸道感染，病时要治，未病时要防

急性上呼吸道感染，是孩子最容易得的病，我们常说的感冒就是急性上呼吸道感染。

孩子经常得的急性咽炎、急性鼻炎、急性鼻窦炎、急性扁桃体炎（不管化脓不化脓）等都是急性上呼吸道感染。此外，疱疹性咽峡炎、手足口病（普通型）、水痘、红眼病等小儿常见病，其实也都属于急性上呼吸道感染。

望诊：看精神、脸色和呼吸

大部分家长一遇到孩子发高热就急得手足无措，生怕把孩子热坏了，于是赶忙往医院跑。其实，并不是所有的高热都要到医院医治，如果是急性上呼吸道感染引起的发热，但孩子精神很好，呼吸正常，只是比平时更黏人一点、烦躁一点，会哭闹，而一吃退热药整个人又活泼起来，这样的病就不用紧张。家长可以去药店买药对证处理，控制孩子的情绪，合理饮食。如果孩子发热，喉咙没症状，但是精神很不好，就要高度重视。

急性上呼吸道感染在小儿当中很常见，从病位来讲是很轻的、很浅表的病，家长不用太紧张，不必一遇到扁桃体发炎、发高热就慌慌张张地跑医院，可以通过望诊来判断要不要去医院，或者根据情况对证下药。

急性上呼吸道感染中，小儿最常见的是感冒，家长可以根据症状区分是哪种类型的感冒，采取居家养护措施。

感冒分五种，区分寒与热

感冒除了会引发咳嗽，还会伴随流鼻涕、喉底浓痰等症状。根据不同的病因与症状，从中医角度，感冒分为风寒感冒、风热感冒、暑热感冒、虚人感

冒及时行感冒。家长要想居家为孩子对证用药,首先要对感冒进行辨证。

风寒感冒

表现为: 恶寒重、多低热、喜温、流清涕、喉咙痒,大便臭得不太厉害,舌质淡红、舌苔薄白或白浊,脉浮紧,指纹青红显于风关。

在孩子的三关中,风关病位比较浅,青是有风,红是有寒,青红就是风寒。

风寒感冒用药: 太极藿香正气口服液或者九味羌活丸(风寒夹湿),治疗风寒感冒效果比较好。

推荐食疗方: 葱白红糖饮

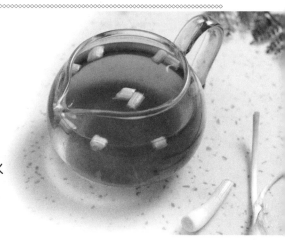

葱白红糖饮

材料

葱白　　50g

红糖　　适量

做法　葱白洗净切段。锅中加清水800mL,煮沸后停火加入葱白及红糖。

用法　分次温服。

风热感冒

风热与风寒相反,表现为: 不恶寒,轻微怕风,多高热,喜凉喜冷饮,流黏的鼻涕或黄的鼻涕,喉咙痛或者干;大便较干或较烂,臭味比较严重,量较小;舌质红,舌苔厚、黄厚腻或者黄白相间;指纹青紫,青是有风,紫是有热,因此为风热。

风热感冒用药: 治疗风热感冒的药,药店有很多,三九小儿感冒颗粒、小儿豉翘清热颗粒、小柴胡颗粒、克感利咽口服液、健儿清解液、小儿解表颗粒等都适合治疗风热感冒。

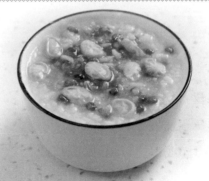

竹蔗荸荠饮

材料

甘蔗	1小段
荸荠	5个
水	800mL
冰糖	适量

做法 荸荠去皮和甘蔗一起清洗干净,荸荠切成四小块,甘蔗切小段。放入锅中倒入水,小火慢煮1小时。期间放入适量的冰糖增加一些甜味即可。

用法 分次温服。

暑热感冒

相当于暑天的风热感冒,暑多夹湿。

暑热感冒用药:参考风热感冒用药,可加服四磨汤或保济口服液。

推荐食疗方:二豆粳米粥

二豆粳米粥

材料

绿豆	15g
白扁豆	15g
粳米	50g

做法 两种豆子加水,煮至近熟,入粳米共煮成粥即可。

用法 分次温服。

功效 清热利湿。

虚人感冒

由于体质虚弱、脾肺气虚而引起的反复呼吸道感染就是虚人感冒，多寒热夹杂。

虚人感冒用药：馥感啉口服液、施保利通、玉屏风、童康片皆可。

3周岁以内脾虚、体质不好的孩子患了感冒，伴有发热、咳嗽及上下呼吸道同时受累的时候，用馥感啉口服液比较合适。这种中成药里面有鬼针草、板蓝根、麻黄、黄芪，补气的同时宣肺定喘，对上下呼吸道感染又有发热的情况最适用。

推荐食疗方：黄芪大枣饮

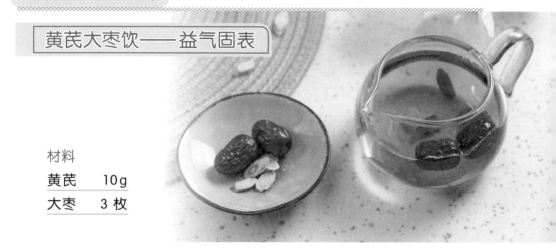

黄芪大枣饮——益气固表

材料

黄芪	10g
大枣	3枚

做法 药材清洗干净，砂锅中注入约2碗清水，倒入黄芪、大枣，盖上盖，大火煮开后转小火熬煮30分钟。

用法 在孩子急性症状消除后饮用，饮用时只喝汤。

时行感冒

就是流行性感冒（流感），同风热感冒，症状更重。

时行感冒用药：流感有风热或暑热的特点，所以要用以清热清肺为主的药物，如芩香清热口服液、金莲清热泡腾片、蒲地蓝消炎口服液、紫雪丹、新雪丹等。

其他用药

我在看病时，不管孩子的扁桃体是否化脓，都不会让孩子随便去扎手指抽血，因为我总以中医辨证论治为主，不考虑西医的病毒或细菌，故不会随便用消炎药物。

如果孩子感冒，发高热（38.5℃以上）精神却挺好，可以吃美林或泰诺林，注意两次吃药中间相隔四小时以上，且尽量在一次发热过程中不交替使用不同成分的退热药。

没有高热的话可以去药店买鱼腥草颗粒、蒲地蓝消炎口服液、健儿清解液或抗病毒口服液。

孩子出现热性惊厥、体温38℃以上时，就要用退热药，同时须用抗惊厥的药物。用苯巴比妥钠相对安全，有的医生爱用安定，但安定起效快，排泄也快，而且对呼吸会有一定的抑制，有风险，小婴儿不用，故就诊时家长须及时告知医生之前用药情况。

如果分辨不清是寒还是热，就用西药的感冒药，比如小儿氨酚黄那敏颗粒，注意不要随便用西药的消炎药。如果能分清寒和热，就有很多不错的中成药可以选择。

小儿推拿治感冒

推拿可以辅助治疗感冒，能临时缓解症状，但家长不要一看症状减轻就给孩子停药，小儿推拿必须配合药物的治疗和生活饮食的同步护理才行。

小儿推拿治感冒的四大手法——开天门、分推坎宫、揉太阳、揉揉耳后高骨，对孩子的感冒、鼻塞、流鼻涕或者恶寒、头痛都有不错的效果。

另外，对孩子很管用的一招是"黄蜂入洞"：食指、中指深入孩子的两个鼻孔，快速揉按，对孩子的鼻塞很有效。

孩子有发热症状时，可以用"走马过天河"手法。

还有退下六腑、揉肺俞、清肺经，对孩子感冒都有帮助。

如果孩子感冒并出现惊风、打寒战甚至神昏抽搐的现象，最好的办法就是掐老龙穴和捣小天心，比掐人中效果还好。

咽喉方面的急性上呼吸道感染

如果是咽喉方面的急性上呼吸道感染,比较有效的药物有克感利咽口服液。如果觉得药效不够,可以加上复方鱼腥草颗粒。

如果是急性喉炎,则需要再加上压缩雾化吸入(吸入用布地奈德,即普米克令舒,一天喷1~2次,两次相隔20分钟以上),或者在药店买儿童专用的开喉剑喷喉,3~5天就能好,如果出现呼吸困难表现就应该立即到医院诊治。

很多家长对雾化吸入不了解,不愿意让孩子采用。其实不管是超声雾化还是压缩雾化,都属于外治法。外治法的药物对孩子的副作用比吃药小很多。所以,如果能用外治法治好,就尽量少让孩子打针吃药。

手足口病(普通型)也是急性上呼吸道感染的一种,是很常见的病,也没有大的危险。防治手足口病,记住五句话口诀:勤洗手,喝温开水,吃熟食,多通风,晒衣被。

最重要的是平时把孩子的消化管理好,这样手足口病流行的时候就不会感染到孩子身上。

手足口病(普通型)靠纯中医治疗即可,高热的时候还可配合用西药的退热药。

适合药物:金莲清热泡腾片、克感利咽口服液、芩香清热口服液、蒲地蓝消炎口服液等。尤其是金莲清热泡腾片,治疗手足口病效果很好。这几种药治疗疱疹性咽峡炎效果也不错。

══ 咽喉方面的急性上呼吸道感染日常护理

◆ 三餐少吃,不吃鱼、蛋、肉,肉汤、鱼汤也别喝。

◆ 奶冲稀饮用。

◆ 注意情志呵护,不要过度跑跳,多休息,多喝温开水。

◆ 外感痊愈后清淡饮食,逐步恢复正常饮食,忌大补厚补。

◆ 素食+三星汤,每周1~2次预防积食。

◆ 愈后一周健脾:服用白术佛手汤、健脾养胃汤。

白术佛手汤

材料　白术10g /佛手6g /土茯苓15g /陈皮2g /瘦肉50g

做法　以上材料加水约2碗,小火煲至半碗。

用法　1岁以上孩子对证服用,每周1~2次用于保健。

一般大部分补益的食疗方都要在孩子无病痛、消化好的时候服用,所以要等孩子感冒完全好了、消化恢复了再吃。

动不动就上呼吸道感染,反复发热,如何正确应对?

呼吸道感染急性期,孩子往往会发热,一般分为两种情况:一种是一开始是低热,然后逐渐高热,最后慢慢退热;另一种是一开始就高热,延续3 ~5 天甚至更长时间后才逐渐退热。

中医认为,发热是正邪相争的过程,表明身体正在驱赶外邪,是疾病发展过程中的一个正常反应。

孩子生病时,机体需要通过升高体温来提高代谢率,以此来抵抗和消灭病原体。所以,孩子生病时反复发热,只要整体精神尚可,都是正常的表现。

消除对发热的误解

一旦孩子发热,有的家长就很慌张,以为是很严重的病,急急忙忙带去医院看急诊、打吊针;如果反复发热,就一次次去医院,反复用消炎药、激素,每一次都希望尽快把高热"压住"。这种情况,很容易造成药物用量超标,对孩子反倒是非常不利的。所以,我不建议孩子一发热就反复跑医院。

发热反复,说明身体正邪相抗争的过程还在继续,如果孩子精神好,就说明孩子的病不严重。发热的轻重不代表疾病的轻重,不可以把孩子的体温作为衡量疾病轻重的指标，发高热不一定是重病，发低热也不代表就可以掉以轻心。

═══ 发热正确的就医方式

- ◆ 孩子高热到38.5℃以上，且正确服用退热药后仍然难退热，建议就医，并带上自行服用的药物；有高热惊厥史的孩子，烧到38 ℃、服退热药无好转就要去医院。
- ◆ 孩子体温没到38.5℃，但精神萎靡、异常嗜睡，或出现呕吐不止等急症，应就医。
- ◆ 孩子确诊属于呼吸道感染，医生对证开方后，如果在服药期间孩子又发热，只要精神状态正常，可以先自行在家处理。
- ◆ 用药方面，孩子体温超过38.5℃，可以在家先口服对乙酰氨基酚（如泰诺林）或布洛芬（如美林）。
- ◆ 注意，服用同种退热药，使用间隔不少于4～6小时。
- ◆ 孩子发热期间，如果精神状态不好，或发热超过3 天病情无改善甚至加重，就要及时看医生，调整用药方案，或者住院观察。
- ◆ 此外还须注意的是，在给孩子合理退热的同时，还需要加上衣、食、住、行、情志的呵护，选择对证的中成药。

以上就是我对孩子发热反复是否需要反复就医的看法。

反复呼吸道感染，关键要益气健脾

天气一变化，医院儿科几乎全是看呼吸道疾病的孩子。很多孩子即便吃了药，呼吸道感染也总是反复发生，家长为此十分头疼。

如果孩子总是出现呼吸道感染，和体质有相当大的关系。中医是治"病的人"，而非只治"人的病"。所以，认识并调理好体质是让孩子少生病的根本。

我们常说反复呼吸道感染的孩子体质弱，究竟"弱"在什么地方？为什么这类孩子会体质弱呢？怎么调理才能降低生病频率呢？

怎么判断孩子是否 "易感冒"

反复呼吸道感染，简称"复感"。乍一听病名，不少家长就被"反复"一词吓到了。其实，它就是家长口中经常说的"易感冒"，是小儿常见病的一种。平均5个孩子中就有1个患此病，表现为一年内呼吸道感染的次数频繁。判断孩子是否得了反复呼吸道感染，家长可以参考以下标准。

══ 反复上呼吸道感染

- ◆ 包括鼻腔、咽或喉部的炎症，疱疹性咽峡炎，手足口病等。
- ◆ 2岁以下孩子超过7次/年。
- ◆ 3~5岁孩子超过6次/年。
- ◆ 6岁以上孩子超过5次/年。

══ 反复下呼吸道感染

- ◆ 包括支气管、气管、肺部等炎症。
- ◆ 2岁以下孩子超过3次/年。
- ◆ 3岁以上孩子超过2次/年。

复感根源在气虚

除了外界环境变化等因素，从根本上讲，孩子呼吸道感染反反复复，还是因为孩子普遍存在的气虚体质。

在中医分型辨证方面，孩子的体质有很多种分法。

健康的体质为平和质，此外比较典型的还有气虚质、阳虚质、痰湿质、湿热质等。

我们通常所说的"弱体质"，是几乎所有孩子都有的体质——气虚质。这也意味着，几乎所有孩子的呼吸系统都十分脆弱，常常此病刚好，彼病又来。

气虚质是小儿普遍存在的一种体质特征。在我"儿为虚寒"的观点里，气虚的本质是虚寒。孩子天生虚寒，机体柔弱，阴、阳二气均为幼稚不足，形体和功能都未完善。因此，在临床中孩子呈现完全健康的平和质的情况不多，绝大部分孩子刚出生时就是气虚质，而且重点体现为脾气虚。

气虚的孩子，总体表现为元气不足、肌肉不结实，常见的气虚症状如下。

脸色青黄，没有光泽。

◆ 偏食、挑食、食欲不振。

◆ 易积食、消化不良。

◆ 容易疲乏、气短、走几步要抱。

◆ 稍微活动就出汗。

◆ 哭声、语声比同龄人低、弱。

◆ 大便不调，常先干后烂。

◆ 舌淡红、舌体偏肥胖。

◆ 气候一变化就容易感冒。

脾为后天之本，为人体生气之源。"脾土生肺金"，肺主一身之气，为人体真气之海。脾肺气虚则气短懒言、说话声低、四肢倦怠、食欲不振、精神萎靡、动则气喘、脉虚无力。

正如有些家长所说的那样，孩子不仅经常感冒，而且出门玩总喜欢喊累，走一下就好像走不动了，要让家长抱；适应能力也较差，气候、环境、饮食稍一改变，反应就比较大。这些都是孩子气虚引发的，家长明白这个道理后就可以对症改善孩子体质了。

"复感孩子"日常调养

根据前面所讲的患病次数标准，如果确定孩子得了反复呼吸道感染，家长就要在日常生活中加倍细心照顾。

孩子之所以会反复呼吸道感染，虽根本原因在气虚，但很多时候也是由不良的饮食和生活习惯造成的。比如，运动出汗后马上脱衣、吹风纳凉、未及时增减衣服，以及病后过早补益或过饱饮食、过多食用生冷寒凉之食，临睡前进食等。

这些做法很容易导致疾病反复发作，一旦复发就导致孩子原本虚弱的脾胃更加虚弱，身体抵抗力降低，增加了再次患上感冒的风险，如此往复，造成恶性循环。

因此，需要格外注意以下五点呵护方法。

◆ 要保证孩子的足够睡眠，因为睡眠是补充阳气最好的方法之一。

◆ 室内环境要保持一定的温度、湿度，注意通风；适当减少孩子的运动量，尽量少外出，尤其不要去人多的地方。

◆ 感冒时常伴有高热，因此应让孩子多喝温水，保持体内水分足够，促使病毒随小便排出，以利于恢复健康。

◆ 不能过早给孩子进补。荤食一般应在病情明显改善一周后吃，而且一开始应少量，然后逐量增加；大病初愈的孩子须先从素食开始吃。

◆ 不能随便服用中成药。需要对孩子的病情辨证医治。

治疗复感食疗方

山药八宝粥

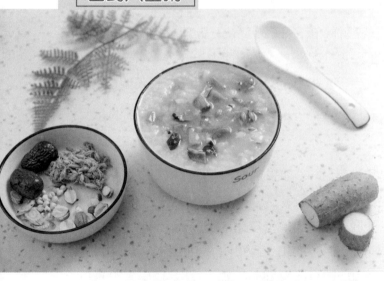

材料	
山药	10g
黄芪	10g
芡实	10g
莲子	10g
麦芽	10g
茯苓	10g
薏苡仁	10g
去核大枣	2枚
粳米	100g
冰糖	适量

做法 上述材料加水煮粥，去掉药渣，加适量冰糖调味。

功效 健脾益气。

注意 3岁以上孩子消化好，外感炎症时服，2~3岁孩子只喝少量汤水，不建议在外感症状明显时服用。

辛夷花煲鸡蛋

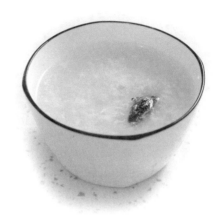

材料

辛夷花	5g
鸡蛋	1个

做法　辛夷花放入沸水煮20分钟, 打入鸡蛋, 同煮3分钟。

用法　3岁以上孩子对证服用。

功效　宣通鼻窍, 温通脉络。连续食用5天, 对反复呼吸道感染有效。

补气双菇面

材料

鲜蘑菇	25g
香菇	25g
黄芪	10g
面条	50g

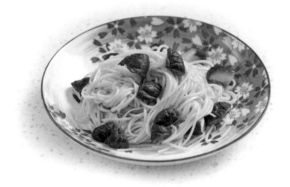

做法　黄芪煎汁约50mL备用。鲜蘑菇、香菇切碎, 双菇在油锅中略爆香, 加入黄芪汁煮熟。面条在沸水中煮熟捞起, 放入香菇蘑菇黄芪汤中, 再加些鲜汤调料煨至熟烂即成。

功效　健脾益气, 可作为正餐, 提高孩子免疫力。

用法　3岁以上孩子对证服用。

第2节

支气管炎，"咳"势汹汹

支气管炎和肺炎都是下呼吸道感染。

支气管炎是婴幼儿常患的呼吸系统炎症性疾病，最常见的是急性支气管炎，一般病程短，1~2周就能治愈。若治疗不及时，可发展成支气管肺炎或支气管哮喘。如果发展成慢性气管炎或支气管扩张，对肺的功能就会产生影响，可能造成慢性肺功能不全。

我们讲小儿支气管炎，一般都是讲急性支气管炎。

小儿急性支气管炎通常是由普通感冒、流行性感冒等病毒性感染引起的并发症，也可能由细菌感染所致，是3岁以下小儿常见的一种急性呼吸道感染性疾病。

为什么小儿比成年人更容易得急性支气管炎呢？

这是因为小儿生长发育还没完成，呼吸系统的结构和功能达不到成年人的水平，鼻腔还比较短，黏膜柔嫩。当免疫力降低时，呼吸道的防御力减弱，遇到引起支气管炎的常见病毒和细菌，很快就"缴械投降"。

小儿急性支气管炎的典型症状

小儿急性支气管炎的典型症状：咳嗽、咳痰、喘憋、胸痛。

小儿急性支气管炎症状比感冒重一点，起病时很像感冒，会出现疲倦、头痛、咽部干痒、发热等症状。最明显的症状是咳嗽，咳嗽频繁且很厉害，常有刺激性咳嗽和胸骨后疼痛，严重者持续咳或者阵阵呛咳，会引起呕吐和喘憋。由于咳嗽的来源在喉咙下面，所以声音比较低沉。没有气促、呼吸困难等症状，绝大多数没有明显的发热，一般体温不超过38.5℃。在初期，痰黏稠不易咳出，以后痰液逐渐变稀薄，呈黏液脓性。胸片提示肺纹理增粗、模糊或者紊乱，会见到肺部的影像变化。

2岁以下的婴幼儿，有的会表现出喘憋明显，反复发作，夜间症状较重，可出现喘息性呼吸困难，呼吸加快，重者可有鼻翼翕动，甚至口唇发绀，有三凹征(锁骨上凹、胸骨下凹及肋骨间凹)。这么小的孩子出现这些症状，家长会有多么焦急与担忧啊!

如果孩子出现以上症状，家长应有意识地及早采取治疗措施，避免急性支气管炎发展成支气管肺炎或支气管哮喘，对肺部功能造成损害。

小儿急性支气管炎须分型施治

小儿急性支气管炎的治疗，一般会针对症状采取药物治疗。西医多会用抗炎类药去杀灭病毒与细菌，但对于婴幼儿，建议能不用就不用。中医治疗小儿急性支气管炎和治疗感冒一样，也是分型施治的。

风寒袭肺证

表现为：咳嗽，痰稀色白，鼻塞，流清涕，或伴恶寒，无汗，咽部不红，苔薄白，脉浮紧。

在治疗时以疏风散寒、宣肺止咳为主。可用杏苏散加减，选择午时茶、杏苏止咳冲剂、橘红痰咳液等中成药。

风热犯肺证

表现为：咳嗽，痰黄而稠，鼻塞，流浊涕，发热恶风，咽红而肿，舌尖红、舌苔薄白或微黄，脉浮数。

在治疗时以疏风解热、宣肺止咳为主。可用桑菊饮加减，选择止咳桑杏颗粒、急支糖浆等中成药。

痰热壅肺证

表现为：咳嗽，痰黄白黏稠，咳吐不爽，咳时面赤唇红，或伴发热口渴，咽喉痛，舌质红、苔黄腻，脉滑数。

在治疗时以清热化痰、肃肺止咳为主。可用清金化痰汤加减，选择急支糖浆、金振口服液、蛇胆川贝液等中成药。

痰湿蕴肺证

表现为：咳嗽，痰多色白如泡沫，咳时喉有痰声，或呼吸气粗，多不发热，苔白腻，脉滑。

在治疗时以燥湿化痰、宣肺止咳为主。可用三拗汤和二陈汤加减，选择橘红痰咳液、三拗片等中成药。

根据病情需要，还可选用中药注射液，如喜炎平、热毒宁、痰热清等。

若痰黏稠不易吸出，可选择雾化吸入。如果咳嗽频繁影响睡眠及休息，可服用镇咳药物，但应注意避免用药过量及时间过长，以免影响纤毛的生理性活力，使分泌物不易排出。

小儿急性支气管炎的日常护理

在孩子患急性支气管炎期间，要注意孩子的日常护理。

保证室内温度、湿度适宜，空气新鲜

居室要温度、湿度适宜，室内空气要新鲜、流通。如果家中有爱好吸烟的人，不要在家中吸，二手烟会让孩子咳嗽加重，对治疗产生不利影响。

保证充足的睡眠

充足的睡眠能帮助孩子的身体恢复正气，从而恢复免疫力。若孩子咳嗽频繁以至于影响夜间休息，家长可以用拍背等物理方法帮助孩子排痰；如果孩子夜间喘憋严重，可以采取雾化吸入疗法。

多吃易消化食物，多喂水

给孩子吃易消化的食物。咳嗽时应停止喂哺或进食，以防食物呛入气管。饮食宜清淡，少量多餐，不食辛辣、油腻食物，少食生冷、过甜、过咸之

品。小儿急性支气管炎表现为不同程度的发热，身体水分蒸发量较大，应注意给患儿少量多次喂水。

经常变换体位及拍打背部，促进痰液排出

急性支气管炎患儿咳嗽常伴有痰，孩子年龄较小有痰难以排出，家长可以在孩子睡觉前稍微抬高孩子头部，白天可以用拍背的方式促进痰液排出。但在刚用完餐后不宜拍背，以免孩子呕吐。

自制药膳辅助治疗

对于慢性支气管炎患儿，平时在家可自制一些药膳食用，药膳验方以化痰、平喘、止咳、降气食物为宜，如豆腐萝卜汤、杏仁粥、白果粥、百合蜂蜜饮。

病后调护，要补肺气与脾气

有家长说："孩子急性支气管炎治好后，体质似乎不太好，流虚汗，一运动就容易气喘。"

病好后两周的调护是最重要的，一定要利用病愈后的一两周好好调理孩子的身体，使其恢复正气。

支气管炎，一般以咳嗽、咳痰的症状为主，伤的是肺气、脾气；加上生病期间用药、休息不好，都会加重脾胃的进一步损伤，造成气虚。如果有连续几天的高热，还可能灼伤津液，造成阴虚。

病后孩子脾胃的功能差，是很容易积食的，一积食，就容易反复生病。而且气虚的孩子体表防御功能减弱，加上虚汗多，很容易感受风寒，反复生病。所以，病后调护要改善气虚，我们需要做的就是帮助孩子健脾益气，提高防御能力、抵抗力，别忘了饮食清淡，不马上大补，根据孩子消化状况逐渐恢复正常饮食。

肺炎，热、咳、痰、喘一个不能少

前文我们讲过，肺炎属于下呼吸道感染。相对来说，肺炎是比较严重的疾病，有一定的风险，尤其是对于3岁以下的婴幼儿。

在气温不稳定、忽冷忽热，流行性、传染性疾病肆虐的季节，肺炎病菌通过空气和飞沫进入孩子体内，如果孩子免疫力稍差，就有可能感染肺炎。

打破误区：肺炎不能断根？错！

肺炎虽比普通的感冒更严重，但家长除了发现症状及时就医外，不要过度忧虑，以免将负面情绪传递给孩子，积极配合医生治疗才是最需要做的。

有的家长之所以特别害怕孩子染上肺炎，是因为觉得这种疾病无法断根，这是错误的想法。实际治疗数据显示，通过合理的治疗，肺炎一般能很快痊愈。家长对肺炎不能断根的担心是多余的，肺炎能断根！

但还有一个问题令许多家长感到头疼，那就是肺炎带来的咳嗽，有些孩子明明肺炎已经好了，咳嗽却会持续2~4周甚至更久。

及时医治肺炎，家长首先要做的是，留心孩子感冒、咳嗽、发热会不会是肺炎引起的。

肺炎的早期症状确实和许多上呼吸道感染疾病很像，都有发热、咳嗽和咽部发红、疼痛及流涕、打喷嚏等症状。肺炎最明显也最好分辨的特征可以用四个字涵盖：热、咳、痰、喘。

肺炎最明显的特征：热、咳、痰、喘

热，就是有发热，体温37.5~40℃都算，可以是低热也可以为高热；咳，就是有咳嗽；另外有痰、有喘，喘就是呼吸不正常，有喘息、喘鸣、呼吸急促的现象。尤其是孩子的"喘"，家长要重视。

热：高热难退，持续一周

患肺炎的孩子一发病，往往就会引发38.5℃以上的高热，无论吃退热药还是用物理降温，效果都不明显，而且容易高热反复。

如果家长使用错误的方法治疗孩子的疾病——比如用治感冒的方法治疗肺炎，孩子的发热可能会持续整整一周，这就容易导致并发症，耽误病情。

出现这种高热难退的情况，患肺炎的可能性就比较大了。

不过家长也不必过于担心，发热在中医中是正邪相争的体现。

只要对肺炎予以正确的治疗和护理，通常3~5天就能收到较好的疗效。

咳+痰：先干咳后有痰，越来越严重

患肺炎的孩子刚发病时，通常会出现阵发性的干咳。

随着肺炎病菌持续刺激呼吸道黏膜，导致损伤，外加免疫系统导致的过敏性咳嗽，孩子咳嗽会开始加剧，甚至会半夜咳醒。

这个时候，喉咙开始分泌白色黏痰，偶见少量血丝。

如果孩子的肺炎是由细菌感染或病毒、支原体合并细菌感染所致，痰液就有可能是黄绿色浓痰。

如果孩子咳绿痰，多是细菌感染。

喘：呼吸急促，严重时有三凹征

孩子如果只有上述热、咳、痰三种症状，而没有呼吸急促的喘息，绝大多数情况可以排除肺炎。

辨别孩子是否属于呼吸急促，可以按照以下指标测量。

◆ <2月龄：呼吸次数≥60次/分。

◆ 2月龄~1岁内：呼吸次数≥50次/分。

◆ 1~5岁：呼吸次数≥40次/分。

◆ >5岁：呼吸次数≥30次/分。

注意：测量时孩子须保持平静状态。

肺炎严重时，孩子在吸气的时候会出现三凹征，即胸骨上、下窝及锁骨上窝、肋间隙向内凹陷，此时家长应立即送孩子就医！

如果孩子的精神状况不太好，出现精神萎靡、不愿活动，脸色发青或发白、病恹恹的，吃不下饭，甚至反复呕吐，夜晚睡不踏实、哭吵烦躁等表现，再加上有热、咳、痰、喘四大症状，家长可初步判定孩子感染了肺炎，建议尽快带孩子去医院做进一步诊断、治疗。

肺炎的预防

肺炎的预防和其他传染病的预防一样，在流行时期，可以采取如下措施。

注射肺炎疫苗

13价肺炎疫苗，建议2月龄、4月龄、6月龄各接种1剂，12~15月龄加强1剂。

23价肺炎疫苗，2岁以上人群接种1剂。

出行佩戴口罩

预防飞沫感染是预防肺炎的重要手段。佩戴口罩可有效降低飞沫感染的传染病概率，口罩有效程度排序为：

N95口罩≈医用口罩＞普通口罩。

佩戴口罩建议遵循以下注意事项，科学佩戴才能达到目的。

◆ 医用口罩是一次性的，佩戴者须4小时更换一次。

◆ 佩戴前须洗手。

◆ 佩戴时用双手紧压鼻梁两侧的金属条，使口罩上端紧贴鼻梁，向下拉伸口罩，使口罩不留褶皱。

如孩子需要去火车站、机场、医院等人员密集的公共场所，更要佩戴口罩预防，尽量避免与有呼吸道感染症状的人接触，以免增大交叉感染的风险。

如果孩子抵抗力较弱又需要上幼儿园，在换季和流行病高发期更要每天佩戴口罩。

少出行，减聚会，注意保暖

传染病流行时，亲戚好友聚会应尽量减少。孩子平时尽量少出门，去人多的地方要慎重，不要去空气流通差的地方。

此外，孩子外出时一定要注意保暖，以免风寒外感，免疫力下降。

勤洗手，多通风

外出回家、饭前便后、擤鼻涕或咳嗽后、接触动物及其排泄物后及时有效洗手。

家长要耐心教导孩子，必须用肥皂或含乙醇的洗手液洗手，学会正确的洗手方式，手心、手背、指缝、指甲一个都不要遗漏。

室内经常开窗通风，减小病原体的密集程度，还可打开湿化器（清洁后）、空气净化器。家中清洁时，可选用含氯消毒剂、75% 乙醇、过氧乙酸消毒剂，对冠状病毒的杀灭效果较好。

保证充分的休息和睡眠

充分的休息和睡眠可以保证孩子的机体精力充沛，对增强身体的抵抗力大有益处。晚上睡觉前不要让孩子过度运动，避免兴奋，也不要喂太多难消化的食物，避免脾胃不适导致睡眠不佳。

一般来说，孩子免疫力越低，越容易感染肺炎。所以，肺炎的预防，关键的一点是提高孩子的免疫力、抵抗力，可以重点从调理脾肺入手。

改善肺脾功能：理脾养肺，及时助消化

对于身体各方面都还不成熟的孩子，关键的就是要理脾养肺，及时助消化，改善手足太阴经（肺脾）的功能。道理很简单，脾胃统管运化，脾胃差了，就会导致卫表不固，营卫不和，抵抗外邪的防护线就容易一道道崩塌。理脾养肺，及时助消化，呵护脾胃比喝板蓝根、煲醋有用得多——后两种措施被证实并不能预防肺炎等传染病。

理脾保肺方

材料

五指毛桃	8~12g
土茯苓	8~12g
陈皮	2g
佛手	5g
杧果核	12g
麦冬	5~8g
布渣叶	8~12g
甘草	3g

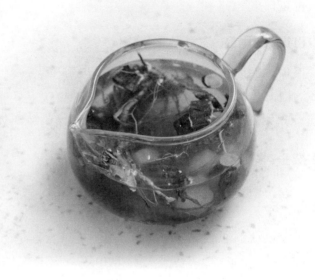

做法 材料下锅，加约4碗水，水开后转小火，煎取100mL（约半碗）为1剂1人量，分2~3次服用；每天1剂，连服2~3天。本方剂可清煮或加少量瘦肉（50g）煲汤。

用法 3岁以上孩子无病痛时对证服用。家长在孩子服用的3天中，要注意观察孩子的消化状况。

小贴士 若布渣叶、杧果核买不到，可用谷芽、麦芽各10g代替。

若孩子有感冒、咳嗽等小病小痛时，建议暂缓服用，等病好、消化正常后再喝。

对于有积食或2岁以下的孩子，建议以呵护脾胃、清积食为主，暂不建议服用理脾保肺方，可饮三星汤代替。三星汤药性温和，基本不会有副作用。哺乳期的小孩子要喝也是可以的，但药量要控制好，最好征求医生意见。

也请家长记住一点，三星汤不要天天喝、日积月累地喝，过度助消化，孩子也不会强健。

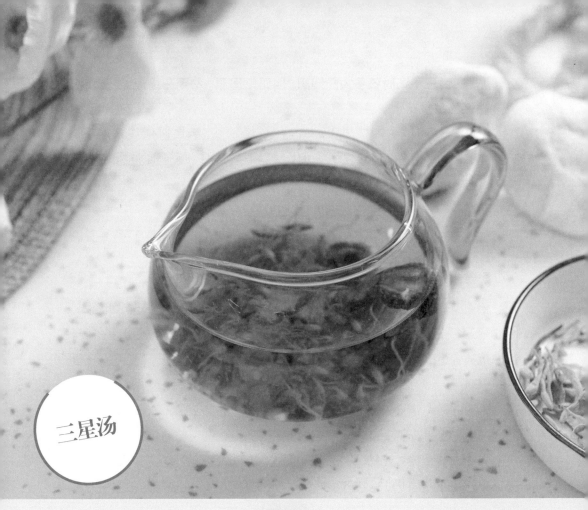

三星汤

谷芽10g　　麦芽10g　　山楂5g（1岁以下3g）

做法

1岁以上孩子,1.5碗水煎煮成50mL服用;1岁以内孩子,1碗水煎煮成30mL服用。可以适当放一点黄糖调味,也可以用炒谷芽、炒麦芽、炒山楂,炒过的更温性,味道也不会太酸。

用法

消化不好时,三星汤+素食2~3天;日常保健时,三星汤+素食1周1次。

功效

消食导滞,恢复脾胃功能。药性温和,适合各年龄段孩子服用。

注意

喝三星汤时,孩子大便偏黑,属正常现象。

注意 喝三星汤时孩子大便偏黑，属正常现象。勿用三星汤冲奶或兑其他饮料给孩子喝。

绝大多数的孩子即使患上肺炎，也多是轻症，去医院门诊就诊、开药后，就可以回家调养。但是，当孩子出现以下症状时，孩子的病情就比较严重了，需要住院治疗。

◆ 呼吸困难、三凹征。

◆ 无法进食。

◆ 高热昏睡、易烦躁。

◆ 服药3天后病情加重。

相对来说，孩子年龄越大，感染肺炎后症状也会越明显。对此可以这样理解：孩子感染肺炎病原体后，免疫系统为了驱散这些肺炎病菌，会产生各种抗体，通过血流运送到被病菌感染的部位。于是，鼻腔、咽喉、气管、肺部就成了一个个正邪相争的战场。年龄越大的孩子，免疫系统相对越完善。发热、咳嗽、鼻涕、浓痰，都是身体驱逐外邪的过程，所以孩子年龄越大，免疫力越强，肺炎症状就会越明显。

但家长要注意，症状明显≠病情重。通过合理的治疗，肺炎一般能很快痊愈，但痊愈后仍会咳嗽。这一方面是由于受损的呼吸道黏膜需要时间恢复，另一方面是由于孩子高热损耗了阴津，滋润少了，就会小咳不断。

肺炎带来的咳嗽，该不该用止咳药？

我常说，孩子咳嗽慎用止咳药，对于肺炎带来的咳嗽也是如此。

判断肺炎带来的咳嗽该不该用止咳药，要根据咳嗽对孩子影响的严重程度来分析。

不需要用止咳药的情况

当肺炎导致的咳嗽没有影响孩子的日常生活时，不建议用止咳药"麻痹"病症。家长可每日给孩子多喝温热水或米汤，滋润身体；同时呵护好孩子脾胃，食物以清淡、量少、易消化为主，千万不能进补。

需要用止咳药的情况

如果患肺炎的孩子出现稍微跑跳走动、受轻微刺激就剧烈咳嗽不止，一吃东西就咳嗽、呕吐，咳得整夜睡不着，且咳嗽已影响呼吸，有胸闷、呼吸不过来的情况，就需要止咳，避免延长病程。

患了肺炎，该不该服用抗生素？

是否给孩子服用抗生素是令很多家长纠结的问题，用了怕有副作用，不用又担心耽误孩子的病情。其实，肺炎不一定都是细菌感染引起的。据统计，超一半的儿童肺炎是由病毒引起的。是否需要使用抗生素也要根据孩子患病的具体情况来分析。

不需要使用抗生素的情况

绝大多数情况下，对于无须住院的学龄前肺炎小患者来说，不需要使用抗生素——这也意味着病情在可控范畴，家长不必过于担心。

需要使用抗生素的情况

如果孩子确诊是细菌性肺炎，症状比较严重，医生建议按疗程服用抗生素，甚至住院治疗，就要遵医嘱服用抗生素。

所以，得了肺炎该不该服用抗生素，要看孩子患病的具体情况。

那么，不服用抗生素，细菌感染性疾病真的能好吗？

这个问题也要具体情况具体分析。

◆ 孩子患小儿常见细菌感染引起的自限性疾病时，只要无急症，通常不用服抗生素。

◆ 孩子患非自限性疾病时，不用服抗生素。

◆ 如果孩子病情较轻，精神不错，症状不影响日常生活作息，服非抗生素药物后有好转的趋向，通常不用服抗生素。

◆ 如果病情反复，医生建议服用抗生素，还是要听医生的话。

过敏性咳嗽，围绕虚寒体质调理是关键

都说寒咳难治，有一种咳嗽比寒咳还要棘手，它就是西医所说的过敏性咳嗽。为什么说过敏性咳嗽棘手？因为它周期长、难辨证、变化多、易反复，往往虚实夹杂、寒热夹杂，治疗起来也比较复杂，对孩子影响也较大。

如果孩子出现过敏性咳嗽，家长要及早察觉，以免贻误病情发展成哮喘。那么出现什么症状的孩子可能患上了过敏性咳嗽呢？

过敏性咳嗽的特点：咳超四周，反反复复

普通的咳嗽病位比较浅，家长只要掌握合理的养护方法，就不需要过于担心。但是，如果孩子咳嗽老是不好，断断续续，缠绵不愈，时间超过四周甚至长达几个月，就要警惕了。

过敏性咳嗽是西医的病名，属于西医说的慢性咳嗽中的一种。慢性咳嗽通常都会超过四周，但也分为特异性和非特异性。过敏性咳嗽一般来讲属于非特异性。

在中医概念中，我们称过敏性咳嗽为风咳，常常表现为：咽痒而咳、动则咳甚、深呼吸后频繁咳嗽、少痰等。

有家长来问诊，说孩子从小就脾胃不好，身子弱，各项身体指标都不达标，喉咙总是发痒，平时说话、跑步，甚至吃饭都会引起剧烈的咳嗽，有时会咳得作呕，呕出白色泡沫状液体。

这属于较为典型的过敏性咳嗽症状。

另外，临近换季或换季伊始是过敏性咳嗽的高发期，但也并不意味着其他时候不会暴发。如果孩子出现白天安静时少咳但稍微一动就咳嗽加重，且咳嗽长达四周以上的情况，就要注意分辨是不是过敏性咳嗽，并应及时面诊。

出现这种情况的孩子多属于过敏体质,除了过敏性咳嗽外,往往也伴随多种其他的过敏性疾病,比如过敏性鼻炎、湿疹等,严重者会并发过敏性哮喘。

过敏性哮喘治疗周期漫长,若不及时根治,随着孩子长大成人,就会变为成人哮喘,那他就要跟这种致命性疾病战斗一生了。

过敏性咳嗽的治疗原则

围绕虚寒体,慎用抗生素

对于过敏性咳嗽的治疗,我的原则是:围绕虚寒体,慎用抗生素。

内伤咳嗽有痰湿证、痰热证、气虚证、阴虚证四种分型。过敏性咳嗽无论怎么分型,关键都是要抓住患儿虚寒体质的特征来治疗。

用药指南

孩子天生为虚寒之体,阳气是幼稚不足的。内伤咳嗽绝大多数以寒为主,且久病必虚。所以,围绕孩子虚寒的体质,治疗过敏性咳嗽应以祛风、降气、敛肺、和胃、活血为主。

有的家长带患过敏性咳嗽的孩子去看了一次医生,就想用那一张药方"一治到底",这是非常错误的观点。

过敏性咳嗽麻烦就麻烦在,孩子的体质特点会因疾病的不同阶段、治疗过程的长短等因素而变化,需要家长和医生密切关注,根据孩子的整体情况合理调整用药。家长在配合医生治疗的过程中,要留心孩子身体情况的变化及用药后症状是否有减轻等具体细节,在复诊的时候尽量准确、详细地反映给医生,以便医生决定接下来的疗程如何诊治。

过敏性咳嗽的治疗若以中医为主、西医为辅,往往可以取得比较好的效果。不过,家长需要留心的是西药中是否有抗生素。过敏性咳嗽的孩子要尽量少用或不用抗生素这类攻伐很猛的西药。这类药物短期能止咳却不治咳,还会扰乱孩子的免疫系统,容易导致孩子体质越来越差,过敏情况越来越严重。此外,2岁以下孩子禁用含有异丙嗪的药物。

过敏性咳嗽的日常护理

都说过敏性咳嗽太难治、太麻烦，其中一个主要原因，就是家长在日常护理中，需要注意的方方面面真的太多了。不管哪个环节没有做到位，都可能对治疗进程产生负面作用。尽管如此，我还是围绕衣、食、住、行、情志等方面总结了8条规则，家长在孩子日常生活养护方面须牢记这8条规则，持之以恒，要知道过敏性咳嗽的治疗是一个长期的过程。

避开过敏原

如花粉、宠物、某些药物或者食物等。保持居家环境的卫生和清洁，定期进行大扫除，除尘、除螨，且室内要经常开窗，保证空气流通。夏季使用空调、风扇前，要提前对空调和风扇进行清洗。

结合季节、气候特点给孩子合理穿衣

3岁及以上孩子和成年人穿得差不多，3岁以下孩子比成年人多穿一件，尽量穿长衣长裤。夏季空调温度不要太低，空调环境中孩子要适当加件小背心，穿上袜子，注意不要让孩子赤脚。

孩子贴身衣物、寝具选用纯棉制品，经常洗晒

孩子的贴身衣物、毛巾、毯子、被子等物品最好选用纯棉制品。经常更换枕巾、枕套、被单等，保持寝具用品卫生。定期对孩子使用的衣物、寝被等进行晾晒，除螨除菌。

不要给孩子吃刺激性食物

在饮食方面，不要给孩子吃刺激性食物，比如寒凉、干硬、煎炸、生冷、过甜、过咸、过于肥腻的食物，这些食物都会使咳嗽、气喘加重，使病情绵延不愈。而且，孩子每餐不能吃得太饱，最好吃清淡、易消化的食物。一定不可以过度进补，有的家长见到孩子总是咳嗽感到十分心疼，总想着给孩子补充营养，这是不对的。平日可以给孩子多喝白开水、米汤等，增加水分的摄入。水分可以滋润呼吸道，减轻病症。如果孩子平时对某些食物过敏，也要避免食用。

对于夜间多发咳嗽的患儿，家长要将其头部偏向一侧

对于夜间多发咳嗽的患儿，家长要将其头部偏向一侧，以防剧烈咳嗽时吐出的呕吐物引起窒息，同时还要将呕吐物及时清理干净，以免影响孩子睡眠。

不主张孩子过度运动

不主张孩子过度运动，如跑步、跳绳、踢球、打拳等。建议游泳，但也不能游太久，同时要注意孩子从泳池出来的瞬间应及时保暖。

避免孩子情绪过度兴奋

患过敏性咳嗽的孩子多半气虚，气不足，要呵护好孩子情绪，避免孩子情绪太兴奋。

慢性咳嗽与情志有密切关系

家长一定要关注孩子的休息、心情、睡眠、需求等，如果这些方面得不到保障，也很容易导致孩子反复咳嗽。这一点很容易被忽视，家长需要重视起来。

过敏的孩子最好的运动是游泳

我经常和家长讲，孩子最好的运动之一就是游泳。游泳是全身的活动，能促进身体的协调性、疏通气血、提高新陈代谢、锻炼心肺能力等，对养成好体魄、保持好身段很有帮助。而且游泳池里有足够的湿润度，对于本身是过敏体质的孩子来说，游泳尤其适合。孩子定期游泳，抵抗力会得到比较高的提升，可以降低过敏概率，也会使过敏性咳嗽有所缓解。但孩子毕竟不是成年人，有其自身身体特点，游泳时也有一些注意事项。

孩子游泳需要注意的事项

夏天天气很热，可以让孩子多进行游泳这项运动。如果是其他季节，要选择一些恒温的场所，学龄前儿童下水时，气温不应低于24℃，水温不应低于22℃，这样的温度可避免受寒。

◆ 游泳要注意时长。小孩子游泳不要超过一节课，也就是40～45分钟，最长不超过60分钟。

◆ 游泳前后可以给孩子滴保健的眼药水，因为不能确保泳池的水一定干净。

◆ 游泳前不要吃太多东西，也不要完全空腹，可以吃一小块面包或喝一点牛奶再下水。

◆ 孩子游泳最怕受凉，受凉最容易发生在从泳池上来的一瞬间，所以孩子从水里上来时要立刻用大毛巾包住，不要让孩子到处跑，也不要让孩子对着空调的冷风直吹。

这几方面都做到了，游泳就能很好地达到增强孩子体质的目的。

不适宜游泳的情况

游泳虽好，但也不是什么情况下都对孩子有利。如果遇到以下情况，就不要游泳了。

◆ 孩子刚生完病，2周内尽量不要去游泳。

◆ 如果孩子近期有睡眠、大便不正常等状况，处于积食状态，要减少游泳的量或者不去游泳，因为身体状况不好、抵抗力弱时比较容易生病。

◆ 剧烈运动后不要游泳。

◆ 有感染性疾病时不适合游泳，以免传染他人。有湿疹、荨麻疹、疱疹等皮肤病时不适合游泳，因为可能加重病情，如果皮肤有破损，还会造成感染。

◆ 患癫痫病的孩子不适合游泳，以免发生安全事故。

过敏性咳嗽如何缓解？

治疗过敏性咳嗽，孩子和家长都要做好打持久战的准备。

需要注意的是，治疗所用的中成药、小儿推拿、药物贴敷等，必须是精准的辨证论治，如果不清楚则不要随便使用。

以下两个食疗方和对证的小儿推拿，对孩子的过敏性咳嗽能起到缓解症状的作用。家长可在咨询医生后配合进行。

二仁川贝饮

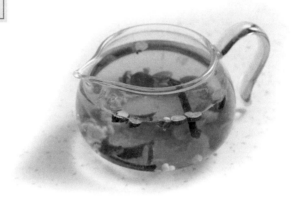

材料

南杏仁	10g
北杏仁	5g
川贝母	3g
陈皮	1g
甘草	2g

做法 南杏仁、北杏仁、川贝母打碎，全部材料放入锅中加水3碗煎煮至半碗后去渣温服。

用法 3岁以上孩子对证服用。

注意 此食疗方适合孩子咳嗽较为频繁时食用。

土茯苓杏仁汤

材料

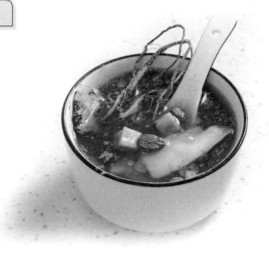

南杏仁	10g
土茯苓	15g
芡实	10g
山药	10g
五味子	5g
五指毛桃	15g
当归	5g
甘草	3g

做法 南杏仁打碎，全部材料放入锅中加水3碗煎煮至半碗后去渣温服。

用法 3岁以上孩子对证服用。

注意 此食疗方适合孩子咳嗽不频繁时食用。

补脾经（健脾胃，补气血，化痰）

定位：大拇指桡侧边。

操作：循拇指桡侧由指尖向指根方向直推200下。

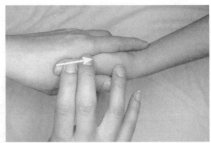

补肺经（补益肺气，化痰止咳）

定位：无名指螺纹面。

操作：用大拇指从无名指指尖处开始，往指根方向顺直线推200下。

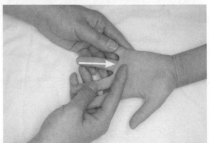

清肝经（平肝泻火，息风止痉）

定位：食指螺纹面。

操作：从食指指根推向指尖100下。

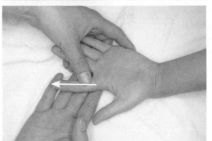

按压天突穴（理气化痰，止咳平喘）

定位：位于颈部，当前正中线上，胸骨上窝中央。

操作：用食指向下按压天突穴，每次3~5分钟，每天2次。

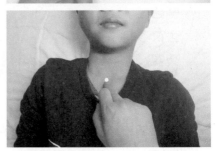

按揉膻中穴（宽胸理气，化痰止咳）

定位：在前正中线上，两乳头连线的中点处。

操作：用拇指沿顺时针方向按揉膻中穴，每次3~5分钟，每天2次。

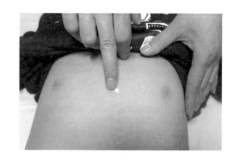

揉掐二扇门穴（发汗解表，温中散寒）

定位：在掌背食指、中指及无名指指根的凹陷处。

操作：用双手拇指分别置于左、右凹陷处揉掐，约100下。

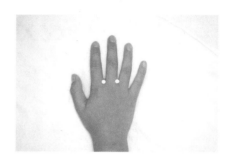

点按涌泉穴（健脾和胃，强身健体）

定位：位于足掌心前1/3与2/3交界处。

操作：用拇指在此穴上按压，或顺时针方向旋转揉按1分钟。

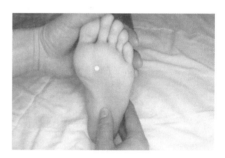

按揉合谷穴（祛风解表，镇静止痛）

定位：位于虎口，第1、第2掌骨间凹陷处。

操作：用拇指在合谷穴上按压，沿顺时针方向，按揉1分钟。

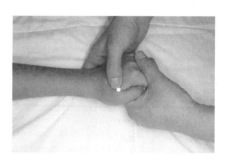

咳着咳着，就成了哮喘

哮喘是一种非常棘手的慢性呼吸道疾病。孩子得了哮喘，就如同身上背了个定时炸弹，吃得多了点，天气变一点，运动剧烈点，甚至情绪激动点，都可能引起哮喘发作。

那么，如何避免孩子患上哮喘？哪些症状是患哮喘的先兆？这些都是家长要重点学习的。

哮喘的形成原因

哮喘的形成，分为先天原因和后天原因。

先天原因主要指遗传——父母有哮喘或有相关过敏史的孩子，发病率相对更高。

后天的原因较为多样，主要有以下几点。

◆ 过敏（接触或吸入过敏原）导致的哮喘。

◆ 长期消化道受损，脾、肾、肺三脏气机失畅导致的哮喘。

◆ 情志受损导致的哮喘突发或加剧。

◆ 反复上呼吸道感染导致的哮喘。

反复上呼吸道感染导致的哮喘本来是可以避免的，但调理不当则会加重孩子呼吸道症状，甚至开始喘起来，如以下两种情况。

◆ 一种情况是滥用抗生素。孩子一开始只是感冒咳嗽，反复几次之后突然喘起来了。这时，家长往往病急乱投医，总想尽快压制，让孩子立刻停喘，所以使用大量抗生素，而不是从根本上调护。这么做是不对的。

◆ 另一种情况是大病初愈或将愈立即大补。有些爱咳嗽并伴有喘息的孩子，其实并不是得了哮喘。夜间咳嗽只是自愈性疾病的外邪被驱逐出体外而产生的应激反应。但是，这个时候家长却抱着"逃过一劫"的侥幸心理，急着给大病初愈或将愈的孩子大补特补，使孩子脾胃受累，因此病根难除。

有个孩子明明快好了，就因为家长心疼，想给他补营养，给他吃了满满一大碗鸡汤排骨面，结果没过几天又咳又发热。这里再次强调，孩子病愈后的1~2周是关键时期，这时切记不要给孩子进补，很多疾病的反复往往是由病后进补导致的。尤其是哮喘这样棘手的疾病，好不容易刚有起色，家长的爱子心切反而阻碍了治疗的进程。

滥用抗生素，病后大补，结果往往是治到最后，孩子咳喘没见起色，病历上却又多了一个"咳嗽变异性哮喘"。回头想想，如果一开始就能把"小打小闹"的咳嗽连根拔起，孩子至于受那么多罪吗？

又咳又喘 = 哮喘？不一定！

又咳又喘就是哮喘吗？很多家长搞不清这个问题。

有个令人哭笑不得的病例。有位妈妈带孩子来面诊，急得都快哭了，说孩子原本是上呼吸道感染，还以为快痊愈了，但最近几天后半夜又开始咳嗽，喘气声也特别重，全家人都吓坏了，这样下去会不会变哮喘啊？

面诊时咨询以下几个问题。

孩子的喘息是不是反复发作？

家长：最近几晚都有喘气声，以前没有过。

孩子在没有呼吸道感染时是否有这种情况？

家长：这倒没有……

您和您先生有没有哮喘、食物过敏、过敏性鼻炎、过敏性湿疹？

家长：大人在这方面都挺健康，孩子半岁左右有点敏感，换水解奶粉后情况好转。

注意：又咳又喘不一定是哮喘！判断哮喘，关键的一点还包括：是否有反复发作史、个人过敏史及家族过敏史。

如果孩子感冒咳嗽好后，喘息的症状减轻或消失了，那么就不是哮喘先兆。

如果是患了哮喘，发作时一般会出现急喘，喘息声有点像吹响的口哨（有哨音），并出现咳嗽、胸闷、呼吸困难等症状。

◆ 夜间睡眠、清晨、运动、哭笑（具有诱发因素）时咳喘。

◆ 喘息时嗓子有哨音。

◆ 反复咳嗽难于根治，且有喘息超过三次。

◆ 孩子有过敏史，如过敏性鼻炎、湿疹史。

◆ 父母有哮喘或相关过敏史的孩子发病。

如果孩子符合上述几点，家长就需要重视起来，尽快去医院诊查。

此外，如果发现孩子同时出现"热、咳、痰、喘"的症状，就极有可能是合并肺炎。

滥用抗生素，等于攒伏痰

有些家长看到孩子又咳又喘十分心急，就想把孩子的咳、喘赶紧除掉，于是求助于西药的抗生素，觉得它"见效快""效果好"。殊不知，抗生素如果使用不正确，就会将原本不是哮喘先兆的咳和喘生生变成哮喘。

抗生素正是孩子"由咳变喘"的重要元凶之一。

有的孩子哮喘发作期会咳白痰。这些痰液很多时候并不是哮喘发作时形成的，而是很久之前就潜伏在肺部、无法排出的"废料"，被称为伏痰。

伏痰的产生，可能是因为孩子脾胃运化的能力不足，湿气积瘀到了肺部无法宣解；也有可能是因为感冒没好全，病情反反复复，伏痰一点一滴地积累。这导致孩子体质越来越弱，一触即发。当孩子受到外界刺激时，外邪侵入体内，引动肺部的伏痰，孩子就开始又咳又喘。

在这种情况下，如果不是严重影响呼吸，我不主张给孩子滥用抗生素止咳。伏痰的顺利排出对于孩子咳嗽的治愈有帮助。请记住，哮喘发作期的咳喘是孩子的身体排出外邪的正常反应。这时如果强行给孩子使用抗生素止咳平喘，就是生生打断孩子把肺部的顽固伏痰咳出来的过程，其实痰还在肺部，越攒越多，再稍微受点刺激，哮喘就会一个回马枪杀回来。

哮喘发作期治疗要辨证分型

哮喘孩子该怎么治? 到底可不可能根治?

其实, 目前的医疗手段已经可以很好地"控制"哮喘, 在趋于治愈的道路上一路狂奔。家长在治疗孩子哮喘的道路上要倾注更多耐心, 用对方法, 最好是中西医结合来治疗。比较关键的一点是, 学会辨证分型。

患哮喘的孩子一般分三种。

寒性哮喘的孩子

面色苍白不红润, 舌苔白质淡, 吐白色痰液, 怕冷。

治疗药物: 以温肺散寒为主, 如小青龙颗粒。

热性哮喘的孩子

脸色口唇发红, 舌苔薄黄或黄腻, 咳黄痰, 喜冷饮。

治疗药物: 以清热解毒为主, 如定喘汤。

寒热夹杂哮喘的孩子

既有寒性哮喘的症状, 又有热性哮喘的症状, 怕冷, 流清鼻涕, 痰液可能发黄, 口唇发红。

治疗药物: 以温肺散寒为主, 辅以清热解毒, 最好在医生指导下用药, 可考虑服用大青龙汤。

当患哮喘的孩子剧烈咳喘、出现呼吸困难时, 家长别犹豫, 应立即对孩子采取雾化吸入疗法并及时到就近医院就诊。

如何用雾化对付哮喘?

有些家长对雾化的原理不了解, 觉得副作用很大, 不敢给孩子使用。其实, 家长大可不必过分担忧, 如果医生建议孩子进行雾化治疗, 说明这种手段对治疗是利大于弊的。

雾化是将药物分散成小的微粒, 伴随着呼吸进入肺部, 达到局部治疗的效果。虽说"是药三分毒", 但比起口服或注射要经过消化系统或血液循环系统，雾化的药物可以"一步到肺"，更直接有效，而且剂量也比口服或注射要小，相对来说对孩子的副作用会更小。

对于孩子哮喘是否要做雾化的问题，我的建议是：

◆ 哮喘发作时，轻症可采用纯中医诊疗，能用食疗和外治达到目的的，就不用抗生素和激素。

◆ 如果孩子喘得比较严重，影响到日常生活和休息，就有必要做雾化。

雾化吸入疗法应严格遵医嘱进行。

哮喘孩子非发作期日常养护

哮喘是一个慢性的、长期的过程，是遗传性疾病或者长期情志和脾胃受损导致的疾病。对于孩子哮喘的防治，我的体会就是家长要有耐性。在日常的非发作期，家长不能放松警惕，要对孩子做好以下几点养护。

◆ 远离过敏原，如尘螨、花粉、霉菌等。

◆ 哮喘发作后三天内清淡饮食，平时注意健脾养肺。

◆ 适当运动，增强孩子抵抗力。但不可过于剧烈运动，以免引发哮喘。

◆ 保护好孩子的呼吸道，尽量避免呼吸道感染，疾病高发时节少去公共场所，外出佩戴口罩，冬季注重保暖。

◆ 呵护孩子情志，避免让孩子烦躁哭闹或精神过于亢奋。

我常说，家长是孩子最好的"医生"，实际上九成常见病，家长通过好好学习，都可以帮小孩防治，哮喘更是如此。经过衣、食、住、行、情志、医疗六方面的长期呵护，家长会逐渐发现：咦？孩子好像真的很久没咳没喘了！

第 6 节
咳嗽调理16 条，日常养护不"踩雷"

前面我们讲了很多关于孩子咳嗽养护的知识，由于内容较多，有些家长会感觉"吃不透"，下面就提炼出16条咳嗽调理知识点，供家长一分钟快速掌握。

（1）给孩子治疗咳嗽一定要分清寒热，不分寒热治咳嗽，很容易越治越咳！

（2）寒咳：痰少，痰白，早晚咳——寒咳的孩子，有痰却比较难咳出，偶尔咳出来的痰是白色的，泡沫比较少。一般白天不咳，咳嗽主要集中在早上和晚上。

（3）热咳：声响痰黄，无规律咳——热咳的孩子，喉咙会干痛，咳出来的痰又黄又稠，多为阵发性剧咳，声音很响。咳嗽的时间多在白天，没有什么规律。

（4）寒咳孩子少吃凉性水果，热咳孩子少吃燥热水果，拿不准寒热时，选平性水果或忌口更好。

（5）寒热夹杂的咳嗽：既有寒咳的症状又有热咳的症状，有恶寒、体痛、咳嗽、鼻塞等表寒现象，有口干渴、咽喉干痛、咳嗽少痰、小便短赤、舌红苔黄、大便干燥等里热现象，部分孩子还可能会有高热，头痛，全身关节、肌肉酸痛等症状。

（6）寒热夹杂的咳嗽不易分辨，选用寒温并用的药物最保险。

（7）不是所有的咳嗽都能吃蒸橘子，蒸橘子可以缓解寒咳，但要是一不小心错买成橙子，就会让孩子越吃越咳。

（8）不是所有的咳嗽都能吃蒸梨，蒸梨可以缓解热咳，但体质本虚寒，寒热夹杂咳嗽的孩子尽量别吃梨。

（9）孩子咳嗽稍好就跑跳出汗，稍微咳嗽就裹严实，一有精神就玩到很晚……这些统统要不得，很容易引起咳嗽复发。

（10）咳超四周，反反复复，一动就咳，深呼吸后咳得更厉害，多半是过敏性咳嗽。平日养护最重要的是避开过敏原,治疗应以中医为主、西医为辅。

（11）过敏性咳嗽的孩子尽量少扎堆外出,少去人多的地方。外出踏青时,为防过敏性咳嗽,尽量远离花草。

（12）家长不要在没有医嘱的情况下滥用止咳药,使用不当只止咳不治咳,更耽误辨证——一般只在咳嗽影响孩子生活作息时才使用。

（13）止咳贴可以适当用,缓解孩子不适;但外敷贴剂不能治病,只能辅助缓解症状,要想治疗咳嗽还得依靠辨证用药。

（14）止咳贴没效果,往往是因为没贴对位置。家长第一次贴,最好咨询医生认穴位。

（15）痰液分有形和无形,咳嗽其实是把有形之痰清出体外,未必是坏事,不必盲目止咳。无形之痰源于喂养不当,积滞生痰饮,调理可以从用四星汤祛湿消积做起。

（16）给孩子用药物止咳化痰,选择雾化伤害最小。

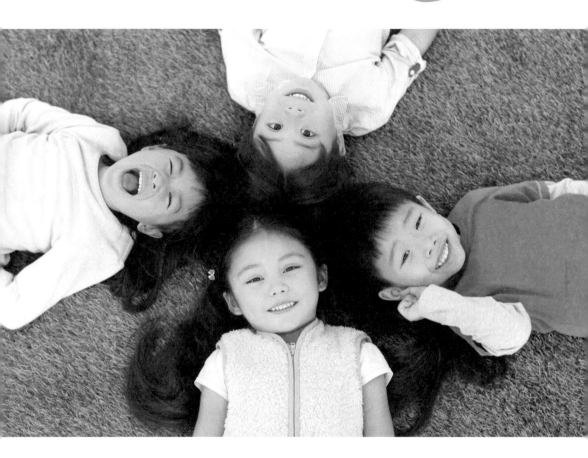

第 5 章

肺主气，
肺好呼吸才好

常将"肺事"放心头，筑一道健康防线

人活一口气，这个气是归肺管的。

在西医概念中，呼吸系统是人体与外界空气进行气体交换的一系列器官的总称。鼻、咽、喉合称上呼吸道，气管、支气管和肺部器官合称下呼吸道。

而在中医观念中，呼吸系统属于肺的范畴。肺主导人体与外界的气体交换，主管气的生成和分布，推动血液循环，滋养贯通百脉。

同时，肺也是保卫人体、抵御外邪的第一道防线。肺主皮毛，外邪伤人，常先从皮肤腠理而入。肺主气属卫，通过宣发卫气、输津于皮毛，滋润、温养皮毛，增强皮毛抵御外邪侵袭的屏障作用；皮毛又与肺相互配合，通过皮毛汗孔的开合，宣散肺气，协调呼吸。

孩子身体尚在发育中，呼吸系统不够成熟，防御护卫之力还不够强大，最容易感染呼吸系统疾病。可以说，孩子的病，一半是呼吸系统的病。所以，保护好肺的功能，就是为孩子的身体健康筑起了一道牢固的城墙。

日常如何养护孩子的肺？

有些家长一旦家中孩子得了呼吸系统的疾病就非常紧张，一趟一趟地跑医院，特别担心孩子就此落下病根。其实，如果注重孩子肺部的日常养护，很多呼吸系统的疾病都是可以避免的。中医常讲"治未病"，既有用预见性的眼光防治疾病的含义，也有提醒大家注意日常养护、防患于未然的意思。

下面就来说说如何在日常生活中养护孩子的肺部。

保持环境清洁、空气清新

肺脏是娇脏，孩子机体稚嫩，肺脏较成年人更为娇嫩。

肺是唯一与外界相连的脏器，它怕寒、怕热、怕燥、怕脏。家是孩子长居之所，家长要时刻保持室内环境清洁，注意定期清扫，注意地面、家具、寝具不要累积灰尘。这些灰尘很容易被孩子吸入体内，引起咳嗽。家长也不要在家抽烟，经常在烟雾污染的环境中生活，吸入二手烟，孩子的肺很难强健。

家长还要调节好家里的温度、湿度，并及时通风换气，使空气清新适宜。夏季和冬季使用空调时，温度不要调得太低，也不要调得太高，避免室内外温差过大。

多去空气清新的户外，合理佩戴口罩

带孩子外出时，尽量去人少、空气新鲜的公园，少去人群集中的超市、商场，没必要就不要带孩子去医院，很多传染性疾病就是因为缺乏防护，病菌从呼吸道进入人体而发生的。还有一点，就是要远离雾霾。雾霾天尽量不要出门，即使出门也要戴口罩，做好防护措施。

平时也不要一味让孩子久待室内，如果室外空气质量较好、气温适宜，应该多带孩子到室外走走，增强身体对外界的适应能力。长期不出门会让孩子的抵抗力降低。

另外，在呼吸系统疾病高发时期或者换季时，孩子如果需要上幼儿园，要佩戴口罩，平时勤洗手。

衣着适宜，适时增减

孩子的衣着要根据节令气候和温度的变化而增减，不过多也不过少。提醒孩子热了脱衣服，冷了就把衣服穿回去。特别是外出运动时，如果孩子衣服汗湿了，就要及时更换，避免汗出当风，不然很容易为外邪所侵。

在换季时，春天阴晴不定，不要太早将孩子的厚衣服都收起来；秋天，也不要秋风一起，就忙着给孩子添衣服。"春捂秋冻"，中医养生常提到这一点。

少吃燥热食物

肺属金，本性燥，喜湿恶燥。孩子平时的饮食以清爽、清淡为主，要少吃一些燥热的食物。若天天吃汉堡、炸鸡一类的食物，再好的脾胃也会坏掉。脾胃一坏，肺失去了能量之源，功能也会随之减弱，固护之力就不足以撑起身体最外边的那道防线了。

大鱼大肉不利于消化，也要少吃，如果积滞导致化火，火克金，就会影响肺脏的功能，孩子也容易生病。尤其在孩子呼吸系统疾病刚好后的1~2周，不要急于给孩子大补，滋补之物不利于脾胃功能的恢复，还很可能导致疾病复发。

调节情绪，不伤情志

悲伤肺。家长要给孩子的情绪创造适宜的通道，引导孩子学会适当地调节自己的情绪。

家长不要对孩子动辄吼骂，更不要打孩子，对孩子大喊大叫也是不好的。孩子心灵稚嫩敏感，这样很容易使其情志受到损伤，情志受损不仅会导致孩子肺部受损，时间久了也必会伤及脾胃。"脾胃乃后天之本"，脾胃不健，各种疾病都更易侵袭孩子稚嫩的机体。

合理锻炼，按摩穴位

孩子平时要注重锻炼身体，做一些有利身体健康的运动。像游泳，对孩子来说是最适合的运动。孩子做运动，要注意控制运动量。

另外，还可以按摩相应的穴位，增强呼吸系统的功能。

一岁以内的孩子可以多揉搓太渊穴。

太渊穴，隶属于手太阴肺经。太渊穴五行属土。太渊穴是肺经的母穴，它在寅时开穴，在肺经中最先得气，源源不断地为肺脏提供维持正常生理活动的能量，是强健肺气的第一穴。

取穴：拇指指根下面有一个窝，就是太渊穴。

方法：两个手的太渊穴靠在一起，相互摩擦一分钟。

春咳反复，肝、脾、肺相互牵连

到了春三月，很多孩子总是咳嗽不断，严重的时候甚至咳得直不起腰，家长为此十分着急。

这便是中医里常说的春月咳嗽病症，常见于春天乍暖还寒之时，具有非常鲜明的季节特点。

春三月，户外还没有完全暖和起来，孩子吸进了凉空气，寒气顺着鼻腔钻进体内，导致外感风寒，引发咳嗽。

很多家长对春咳的第一反应是"肺"出了问题，于是立刻条件反射地给孩子清肺热，但发现治疗效果往往不尽如人意。春咳的发生，不仅要观肺、脾，更要问肝。

咳嗽之所以复杂难治，往往是因为辨证难，一旦用错了方法，就会越治越咳。

春季反复咳嗽的孩子，大都有这些具体表现：

刺激性的剧烈咳嗽；

甚至咳得直不起腰，抱着肚子蹲在地上；

边咳边呕痰，久久才能稍稍平缓。

……

如果春季家中孩子咳嗽刚好有以上特征，就要警惕是春咳了，除了观肺、脾，也别忽略肝。

肝、脾、肺彼此牵连，导致春咳

春主肝。春天的生发之气向上涌动时，孩子的肝气也会受到影响，从冬天的闭固状态中破闸而出。当肝气过于旺盛时,孩子不仅容易情绪起伏大、睡眠质量差,还会出现乘春肝咳。

肝火过盛,肺不宣通

孩子春季咳嗽的毛病,和肝经的分布有很大关系。

肝经绕着两肋蜿蜒而上,一段沿着喉咙直通鼻腔,另一段和肺部相连。当春季肝气过于旺盛的时候,肝火就顺着这两条"隧道"热过去,牵连着肺也跟着燥了起来,肺不宣通,自然引发咳嗽。

肝木亢奋,脾土虚弱

肝主疏泄,分泌胆汁,帮助脾胃对食物进行消化。春季肝气过旺会压制脾胃的运化功能,导致脾土虚弱。

家长若在这时给孩子吃过多清肺热的药物,就会进一步对孩子原本虚寒的脾胃造成损伤。

脾胃虚弱易导致积食,如果脾胃长期得不到比较好的调护,积滞生出的热毒会熏蒸到肺部,引发咳嗽。

对于孩子的春咳调养,肺固然需要细心、对证滋养,但家长别忘了,安抚脾土和肝木,照顾好情志同样重要。

"内调"春咳,食疗疏肝、宣肺、护脾

有春咳的孩子,在饮食方面要注意春季保健的总原则——减酸增甘,少食多餐,避免积食。

春季容易被湿气所困,孩子消化系统出现问题时,可以及时用五星汤助消化及祛湿。脾胃是后天之本,呵护好消化系统,肝木和肺金也可以通过日常饮食来调理。

疏肝护脾

疏肝气、去肝火的方法有很多。

比如,让孩子养成作息规律、晚上9点就入睡的好习惯,通过"睡补"来调理肝木。此外,注意饮食要清淡,可以服用疏春方进行日常调理,还可以吃山药鸡蛋糊来疏肝护脾。

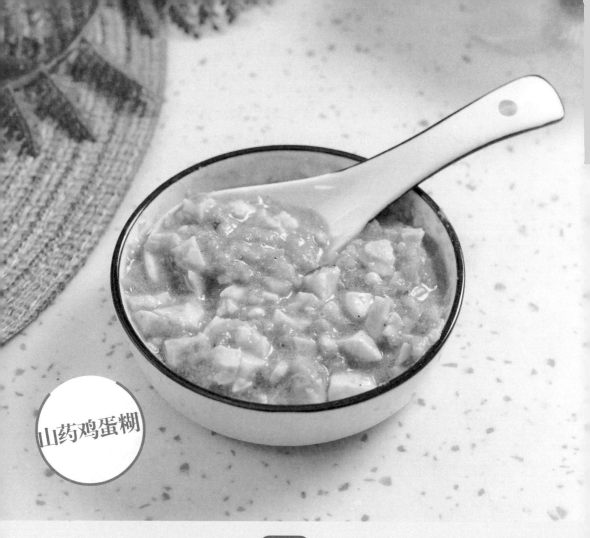

山药鸡蛋糊

材料

新鲜山药 100 g　鸡蛋 1 个

做法

新鲜山药去皮洗净切片,蒸熟待用;鸡蛋煮熟捞出;材料压碎、充分拌匀即可。

用法

1岁以上孩子辨证、少量多次服用。

功效

调肝护肝,有利于脾胃消化。

宣肺健脾

春咳反复、难断根的孩子，应该说肺是比较虚弱的。

3岁以上，可以吃南北杏煲猪肺来宣肺健脾。

南杏仁、北杏仁内含苦杏仁苷，主要用于止咳平喘。

北杏仁比南杏仁药效更高，具有宣肺止咳、降气平喘的功效，但有小毒，不可大剂量服用。南杏仁更滋润，生津润肺功效会更显著。猪肺性味甘平，治肺虚咳嗽，可以给孩子适量服用，烹煮前注意反复洗净。还可以在汤中加入芡实、白术以调和脾胃。

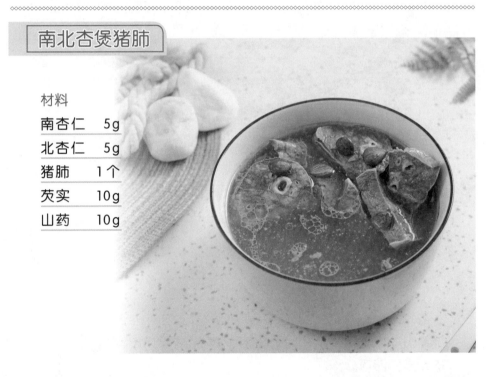

南北杏煲猪肺

材料

南杏仁	5g
北杏仁	5g
猪肺	1个
芡实	10g
山药	10g

做法 猪肺洗净切条；材料下锅，加约5碗水，大火烧开后转小火，煲约60分钟即可。

功效 宣肺止咳，理脾顺气。

用法 3岁以上孩子对证服用。

注意 消化功能稍弱的孩子，只喝汤不吃肉。

"外护"春咳，重视春捂，警惕穿堂风

除了通过食疗内在调理肺、脾、肝，防止孩子犯春咳，也要警惕外在因素。

天气不好的时候少出门，衣、食、住、行、情志等方面同样要注意，一旦疏忽病邪就会乘虚而入。

春天要特别警惕穿堂风。为了通风透气，很多家庭爱将屋内窗户和门大开。穿堂风吹过来，风邪就有可能夹杂着燥热或寒凉，通过皮肤钻入孩子体内，一路游走到肺部，引发咳嗽。室内通风，不要直吹孩子，可以先将一个房间的窗、门打开，等通风完成后闭紧窗、门，再让孩子进入。

春天乍暖还寒，天气复杂多变，给孩子合理穿衣确实是个麻烦事：换衣服的速度似乎总赶不上天气变化的速度。孩子穿少了，容易受寒；但"捂"太多，冬天潜藏在身体里的热无法及时发散，同样会导致各种疾病。

所以，孩子在春天既要"春捂"，不能脱得太快太急，又要灵活地增减衣服，避免过热过寒。

━━ "春捂" 总原则

◆ 3岁及以上的孩子和大人穿得一样多，3岁以下的孩子比大人多穿一件。

◆ 尤其要注意护住孩子的背部、腹部和脚部。

◆ 注意根据有风无风、室内室外、白天夜晚的不同，随时给孩子增减衣服。

被风吹到了，孩子打了几个小喷嚏，鼻孔有点塞，晚上睡前还小咳几声，这是受寒的表现。

如果够细心，发现以上情况时，家长可以立即给孩子用艾叶泡脚驱寒，并服用3天三公仔保济口服液、复方香薷水或午时茶等。

常见春咳的分型有风寒咳嗽、风热咳嗽、风燥咳嗽，可以适当用药。

春季病邪肆虐，春咳的内调外护确实比较棘手，需要家长花更多心思，在衣、食、住、行、情志、医疗等方面耐心地给予孩子应季呵护。

长夏脾弱肺也弱，脾肺一起补

中医将一年分为五季，其中，夏天分为"夏"和"长夏"两个阶段，从立夏到夏至，我们称之为夏，从夏至到立秋，我们称之为长夏。

夏和长夏的季节特点，常导致小儿脾弱肺也弱，要想调养，就要兼顾脾和肺。

夏天养肺，要与健脾同步

明代医家万全说："小儿肝常有余，脾常不足，心常有余，肺常不足，肾常虚。"

"心常有余而肺不足"是小孩子的体质特点。小儿肺本不足，夏主心，心火旺盛会制约肺金健旺，使原本不足的肺更加虚弱。也就是说，孩子在夏天由于心脏非常活跃，心阳很旺盛，而心火克肺金，心火太旺就会制约肺，使肺像被锁住似的挣脱不开，就无法健旺。

脾土生肺金。长夏主脾，脾土受损，肺金就得不到滋养。再加上湿气重，孩子脾常不足，脾主运化，仅运化水湿就消耗掉脾的大部分精力。脾自顾不暇，哪里分得出精力去给肺提供更多的能量，所以肺金得不到充足的滋养，也会变得虚弱。

这么一来，经过夏与长夏这个漫长的过程，孩子原本就娇嫩的肺脏，既被心阳压制，又得不到脾的滋养，越发脆弱，防守能力下降，就容易生病。一入秋，鼻炎、咳嗽就容易频频发作，出现各种呼吸道疾病。

所以，养肺不光是秋天的事，各个季节都要注意养护。夏天养肺，要与健脾同步。

适合夏天健脾养肺的食材有：太子参、五指毛桃、山药、银耳、木耳等。

夏天人的脾胃虚弱，胃口不是太好，吃不香，可以用以上食材煮粥给孩子吃，易消化，又滋补津液，调和五脏。

粳米花生粥

材料

粳米100g / 花生15g / 山药10g

做法 粳米淘洗干净，山药洗净、切块；花生、山药、粳米放入锅中，加水熬煮即可。

用法 1岁以上孩子对证食用。小孩子可以只喝粥水，要防止被花生呛到。

功效 健脾开胃，润肺止咳。

夏日高温，警惕"空调咳"

夏季炎热，开空调后虽然孩子凉快了，但容易引发咳嗽。有些孩子除了咳嗽，还会出现鼻塞、打喷嚏、流鼻涕等症状。一方面，室外温度高，室内温度低于室外，过大的温差容易使寒邪入体，引发咳嗽。另一方面，如果空调开的温度过低，室内过凉也会导致寒邪侵体，引发咳嗽。

所以，越是高温天气越是不能贪凉，给孩子防暑降温的同时，也要警惕"空调咳"。

一方面，家长要注意及时调节适合孩子的室内温度，避免寒邪。

◆ 室温以26~28 ℃为宜，避免室内外的温差过大。

◆ 不要让空调风口对着孩子的头面部吹。

◆ 睡觉时给孩子肚子上盖上小被子，避免受寒。

另一方面，家长还要调节好室内环境，使空气保持清新。

◆ 尤其是过敏体质的孩子，对于空气质量更加敏感。夏季使用空调要做到定期清洁，避免尘螨和细菌滋生。

◆ 开空调时适度开窗通风，使空气有一定的流通。

◆ 如果空气太干，可以用加湿器，将湿度调整为60%~65%，也可以在室内放一盆清水，使空气湿度保持在最佳状态。

开空调易引发过敏性鼻炎

很多家长开空调时生怕孩子受凉，总是将空调温度保持在28℃，但即便这样还是发现只要一开空调孩子就受凉，便认为这是孩子体质太差导致的。

其实这种情况很多时候不是孩子着凉感冒，而是过敏性鼻炎导致的。有过敏性鼻炎的孩子对空气温度变化十分敏感，室内温度略有变化就会打喷嚏、流鼻涕。

但是，空调吹出来的冷风不是诱发鼻部反应的首要原因，空调房里的尘螨才是。如果空调使用前没有清洗会有较多尘螨，开空调后还会吹起地面、家具上积攒的尘螨，让孩子鼻部十分不适。

如果使用空调，建议每两周清洗一次，开空调前先用清水拖地，能减少尘螨飞扬。如果使用风扇，要每周擦拭外部，每月清洗扇叶。

孩子到底是吹风扇好，还是吹空调好？

到底给孩子吹风扇还是吹空调？这是很多家长的困惑。

其实，风扇和空调各有各的好处。我的建议是：白天进出房间活动多，温差过大容易造成不适，用风扇更好。

等到了晚上，如果室内温度超过32℃或孩子睡眠受温度影响比较大，可以选择开空调睡觉。不过一定要给孩子盖上薄被，尤其是肚子不要露在外面着凉。至于能不能开整晚，要根据孩子所在地区的气候和温度来决定。如果温度过高，室内不开空调造成孩子辗转难眠，那么就有必要一直开空调，但温度不宜太低。夜里开空调，家长要多观察孩子，如果孩子越睡越热，后半夜出汗较多，这种情况可以酌情开一整晚。当然，如果一直开风扇孩子也能睡得不错，也是可以选择开风扇的。有的地方后半夜比较凉，不建议空调开整晚，可以选用带定时休眠功能的风扇。

养肺总是在秋季，宜敛阳养阳

《黄帝内经·素问·四气调神大论》曰："秋三月，此谓容平。天气以急，地气以明。早卧早起，与鸡俱兴，使志安宁，以缓秋刑，收敛神气，使秋气平，无外其志，使肺气清，此秋气之应，养收之道也。"

意思是说，秋天重在收敛和养肺。在秋天养护孩子，家长也应遵从这个法则，简而言之，就是润肺、养肝、收敛阳气。

农历八月，《尔雅》称之为"壮月"，壮者，大也，意思是八月阴大盛。

此时，阳气由夏长转为秋收，由升转为降。人体气血也一样，要开始为冬天和来年春夏的生长蓄积能量了。所以，秋天的一个关键字是"敛"，即要把阳气往回收，积蓄起来的意思。

从中医学角度讲，人体可以用两种不同的属性来概括，那就是阴和阳。阴主静主凉，阳主动主热，两者互相依存又相互制约。任何一方过于亢盛都会导致疾病，必须保持阴阳动态平衡才能保持身体健康。腑脏娇嫩的孩子更是如此。孩子往往好动贪玩，身体和精力都容易亢奋紧张，需要格外注意收敛和适应。

秋季日常养肺方法

早卧早起，睡子午觉

"无病一夏三分虚"，经过一个夏季的炎热酷暑，阳气生发，孩子已经消耗了大量的体力和精力。在天气由热转凉的交替时期，阳气由疏泄趋向收敛，人体内阴阳之气的盛衰也随之转换。此时人的起居习惯会相应调整，易出现"秋乏"，对于身体尚在发育的孩子来说更是如此。此时要保证孩子睡眠充足，早卧早起，以解秋乏，敛阳气，为即将到来的冬天和来年春夏积蓄能量。

秋季，每天可让孩子比平时多睡一小时，比如午睡延长半小时，早上晚起半小时。午睡时间安排在11：00—13：00（午时）最为适宜，此时正值阴阳交替之时，睡觉最利于养阳，不过时间不能过长，"小憩"以0.5~1小时为宜，婴幼儿可以更长，白天可分多次睡足3小时。晚上睡觉最晚不宜超过23：00，23：00—01：00是子时，子时睡觉最能养阴，睡眠效果也最好。这便是所谓的"睡子午觉"，对孩子敛阳养阳很有效用。

饮食益肾养肝，润肺养胃

秋季适合益肾养肝，润肺养胃。食材上，石斛、枸杞子、黑枣、百合、沙参、玉竹都是很好的选择。

养肾的目的就是敛阳，以储存阳气，合理过冬，为来年做好准备。润肺是为防止秋燥伤肺。无论给孩子润肺养胃还是益肾养肝，前提都是要健脾益气。

一年四季都应以健脾益气为主导，不同季节、不同节气须用不同的调护方法来辅助健脾，而不是一到了秋天就给孩子润肺，一味地吃滋润的药物。

比如，治疗体质虚寒的孩子的咳嗽，我喜欢用温性药物，往往到了秋天，会先用白术，再合理使用百合、石斛、麦冬等应节食品药材，这样可以提升效果。

但健脾益气、健脾温胃要有度，如果一味地健脾温补，有时可能就会出现干燥痰黏难咳、嗓子不舒服等问题。

此外，家长要给孩子多喝温水，可用蜂蜜、罗汉果、麦冬、无花果等泡水给孩子喝。多喝粥，可加入山药、莲子、百合、芡实、核桃等煲粥。

由于秋天偏燥，家长在喂养孩子方面要"减辛增酸"，适当地少吃辛辣食物，比如，夏季为孩子炒菜时可以适量放的葱、姜、蒜等在秋季要少放，增加酸甜蔬果，如地瓜、南瓜、苹果、葡萄、橙等。

春捂秋冻，衣住合理

处暑时节，正值初秋，暑热尚未退尽，但家长也不可再像夏天时那样让孩子赤身睡凉席或在地板上纳凉了，也不要让孩子整天对着空调的冷风直吹，不过，也不宜过多、过早地给孩子穿过厚的衣服。

我们经常会听说"春捂秋冻"：春天应该适当地多穿一点衣服，秋天应该适当地冻一冻。但"秋冻"也因人而异，老人和孩子的抵抗力弱，代谢功能弱，血液循环减慢，既怕冷又怕热，对天气变化非常敏感，应及时增减衣服。另外，"秋冻"要结合实际气候，不能因为到了秋天，过了白露，就理所当然地认为孩子应该多穿点；如果此时天气依旧较热或者正午阳光充足、温度适宜，就不要给孩子穿太多。到了夜晚温度降低，睡觉时最好给孩子穿长袖长裤，还可用一条柔软的丝巾围住孩子的颈部，以防半夜伤风受凉。

此外，在居住方面，居室要每天通风，合理使用风扇、空调也很有必要。

注意情志、精神调养

长夏处暑时节"宜安静性情"，因秋意越来越浓，但暑湿又未尽退去，大自然逐渐出现一派肃杀的景象，此时人们容易产生悲伤的情绪，孩子易出现烦躁、不寐、易醒、惊惕、易啼等现象。家长往往注重衣、食、住、行方面的细节，却容易忽略孩子在情志上的调养。这个季节要注重收敛神气，使神志安宁，使情绪安静，切忌过度玩耍、过度进食、过视刺激画面。对孩子的教育也要注意方法，注意跟孩子沟通的方式，多关照孩子的精神和情绪。

合理运动，收敛阳气

秋季气候多变、早晚温差大，南方地域更是暑热未尽、湿气又盛、空气混浊，故小儿最好居家，少外出，尤其是早晚太阳未见，或者灰霾天气时。

阳光充沛、风力不大时，可外出1~2小时，仅在空旷环境略微玩耍，不能过度兴奋或运动。

及时判断孩子消化状况

消化状况是否健康，意味着脾胃是否健运。只有脾胃健运，滋补的营养才能被机体消化吸收。不用去医院，家长应每天花10秒钟快速判断孩子的消化情况，具体可通过舌苔、口气、大便、睡眠四方面快速判断：舌苔厚不厚？有没有口气？大便正不正常？睡得好不好？如果孩子积食，应及时消积。

敛阳同时须养阳，晒太阳是最好的养阳方式

人体所需的阳气来自太阳，晒太阳是最好的温阳补阳之方。收敛阳气，让孩子安定平和的同时，也应该让孩子多晒秋阳，以驱寒养阳。

唐代著名医家孙思邈在《千金要方》中指出："凡天和暖无风之时，令母将儿于日中嬉戏，数见风日，则令血凝气刚，肌肉牢密，堪耐风寒，不致疾病。"这便是明确指出到户外多晒太阳，对于防治小儿疾病、促进其生长发育有重要作用。

◎ 秋晒最好的位置是背部

需要注意的是，很多家长在带孩子晒太阳时，多是晒晒孩子的小手、小脚、小脑袋甚至小屁股，因为家长们知道刚出生的小孩子多晒太阳可以加速黄疸的消退，也能促进钙的吸收。但其实最好的接触阳光的部位是孩子的背部。

晒背，古时叫负暄，就是背负着阳光的意思。《老老恒言》说："背日光而坐，列子谓负日之暄也，脊梁得有微暖，能使遍体和畅。日为太阳之精，其光壮人阳气。"就是在说，晒背能够补充人体阳气，令人通体舒畅。

中医认为，腹为阴，背为阳，背部分布的基本上是人体的阳经，背部养好不但能提升阳气，还能使气血通畅、经络疏通、脏腑调和，也能祛寒止痛。

很多家长帮孩子搓背、捏背，以帮助身体的快速恢复、提高免疫力，主要原因就是背部布满了经络和要穴。

◎ 秋晒的最好季节和时辰

成年人晒背，一般在三伏天或三九天，即阳气或阴气最旺盛的时候。但我认为孩子晒背，秋天是最适合的季节。

孩子机体稚嫩，夏天晒太阳很容易中暑，冬天晒太阳很容易着凉，春

天通常乍暖还寒，孩子不适合过早脱去冬衣。只有秋天，秋高气爽，温度也适宜，是给孩子晒背的最好时机。通过晒背，可以将整个夏天堆积在体内的寒气祛除，能很好地温补阳气。

给孩子晒背的最佳时间段为早上9:00—10:00和下午4:00—5:00，这两个时间段气温最为适宜，阳光也不会太强烈。

◎ 秋晒注意事项

注意晒太阳时不可挡风，如果风大或降温，就不能让孩子在户外裸晒。

通常晒太阳也不宜超过15分钟，让孩子趴着或者坐着，背部迎着阳光即可。如果能晒到微微出汗效果更好。晒完记得给孩子穿好衣服，避免受风，再给孩子喝一些温开水，补充水分。

参加户外活动，多和大自然接触

除了晒背，还有很多方式可以让孩子沐浴阳光。可以让孩子多参加一些户外活动，比如爬山、登高，既能让孩子接触大自然，适当地运动，又能让孩子沐浴阳光，使其阳气慢慢充盈。

与大自然多接触，对呵护孩子的情志也很有帮助。秋季万物肃杀，容易让人产生悲伤的情绪。孩子在与大自然的接触中可以舒缓心情，陶冶情操，获得良好的心绪。运动过后，通体舒畅，对心情也有调剂作用。

水鸭汤

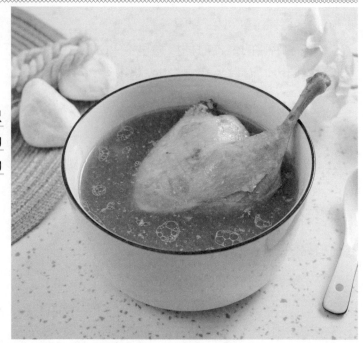

材料

水鸭　1/4 只

陈皮　1/4g

鲜山药　30g

做法　洗净的水鸭, 焯水去血腥浮沫; 材料放入锅中, 加水至没过材料, 大火烧开后转小火煲1小时即可。

用法　3岁以上孩子对证服用, 每次半碗左右。

功效　滋阴安神, 助眠敛阳。

莲子双耳汤

材料　水发去芯莲子30g / 白木耳10g / 黑木耳10g / 冰糖5g

做法　两种木耳分别用水泡发, 洗净, 放入小碗中, 加入水发去芯莲子及适量的水和冰糖, 置于蒸锅中蒸1小时, 每日分2次食用。

用法　3岁以上孩子对证服用。

功效　莲子有收敛作用, 这道汤可以滋补肝肾, 敛阳、益阴、明目。

肺"喜润恶燥"，要会辨燥、会润燥

在我们的五脏六腑中，肺是娇脏，喜润恶燥，不耐寒热，容易被外邪入侵，尤其在秋季，肺更易为燥邪所伤。

燥邪当前，给孩子润肺是首要的。但润肺的同时不能忽略养肝，中医讲"肺金克肝木"，意思是肺气太盛容易伤肝。秋日肺金当令，肺气正盛，肝气容易受损。肝气一旦受损，必将直接影响脾，导致脾土郁滞。脾土生肺金，脾土受损，便无法充旺肺金，也会反过来伤肺。因此，我们在润肺的同时，要兼顾养肝。

很多家长以为润肺防秋燥就是一味给孩子清热去火，这是不正确的。秋燥分为很多种，要想防燥先要学会辨秋燥。

学会辨秋燥

中医认为，秋燥分温与凉、外与内。不同的秋燥有不同的润燥方法。

初秋的燥邪，往往还带有夏暑的余热，燥与温热结合，为温燥。孩子有温燥通常表现为发热、头痛、干咳少痰、咽干口燥、小便量少、大便干结。

凉燥（也称为寒燥）通常发生在深秋，因为临近冬天，久晴无雨，天气变得又冷又干。燥与寒结合，便成为凉燥。孩子体内有凉燥，发热的症状不是很明显，但是怕冷少汗，鼻塞流涕，咽痒咳嗽，痰白而稀。

温燥和凉燥都是外燥。但到了深秋，大多数没有做好防燥措施的孩子的外燥就会转为内燥。所谓内燥，是由于阴血津液耗伤而出现的燥证。体内阴津血液不足，不能滋润濡养五脏，反而会出现各种各样的问题，最常见的有以下几种。

口鼻干燥：比如早晚干咳，咳嗽但是没有痰，或者痰少而黏。

大便干结：大肠失于濡润，糟粕内停而形成便秘。

手足心热：没有津液的濡养，原本脾虚的孩子更容易阴虚火旺，手脚心都比较烫，实际上又没有发热。

容易"上火"：肺阴不足，燥自内生，往下就会灼伤肝肾，严重者还会燥热化火。

睡觉出虚汗：虽然天气转凉，但是肺卫不固，固阳的能力下降，孩子睡觉的时候反而会出很多汗,进一步伤津,情况就会更严重了。

防秋燥秘籍

对付小儿秋燥,家长要以给孩子补足水分为主,可以适当吃一些水分丰富的水果,或者多饮用温开水、淡茶、豆浆、牛奶等饮品。尤其在孩子运动出汗后,要及时补充水分。

平日饮食应"减辛增酸",避免或尽量少吃过咸、辛辣或者热烤类食品,以免引起津液进一步耗伤,徒生内热、内燥。

◎ **预防温燥**

在饮食上须以清热滋润为主,除滋阴润燥外,还须清泄肺热,可食用百合粥、银耳粥、雪梨冰糖糖水、银耳杏贝汤等。

果蔬方面可适当食用梨、荸荠、莲藕汁等清热润肺食品,注意不要食用过量,避免伤脾胃。

◎ **预防凉燥**

饮食方面要以祛寒滋润为主,除滋阴润燥外,还应适当补充蛋白质和热量,比如可在煮粥时加些瘦肉、皮蛋,也可喝栗子粥、莲子粥、莲藕排骨汤、龙眼肉粥、大枣粥等,并多食一些温性的蔬菜水果,如南瓜、杏、大枣等。

◎ **防燥,可多吃这些食物**

结合儿童生理特点和气候特点,我向各位家长推荐四类防燥食物。

(1)养肺润燥平补食物

花生、南杏仁、鹅肉、泥鳅、山药、芋头、银耳、白果、葡萄、橄榄、百合、猪肺、牛奶、冰糖、蜂蜜、胡萝卜、茼蒿、黑木耳、无花果、橘子、乌梅、猪肉、银鱼等。

(2)清肺润燥食物

萝卜、菠菜、罗汉果、甘蔗、荸荠、柠檬、竹笋、丝瓜、冬瓜子、枇杷、梨、鸭肉、白菜、蘑菇、紫菜、金橘、柚子等。

(3)防秋燥食物

百合、白果、薏苡仁、山药、蜂蜜、核桃仁、芡实、猪瘦肉、蛋类、乳制品、芝麻、莲藕、海参、鸡肉等。

（4）酸味食物

秋天为防肺气太盛而伤肝，应适当多吃酸性水果，如苹果、石榴、葡萄、杧果、杨桃、山楂等。

防秋燥食疗方

百合银耳莲子糖水

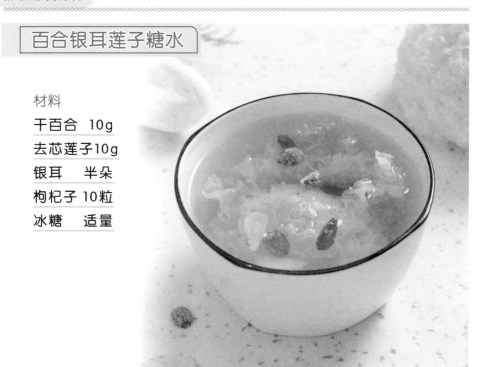

材料
干百合　10g
去芯莲子10g
银耳　　半朵
枸杞子 10粒
冰糖　　适量

做法　干百合洗净，用清水浸泡至完全泡发；莲子取出莲子芯，洗净；银耳洗净，泡发，剪去根部深黄色的部分，撕成小朵。莲子、银耳放入锅中，煮至微软，放入百合、枸杞子，10分钟后放入冰糖，煮至冰糖融化即可。

功效　养阴润肺，养心安神。

用法　3岁以上孩子对证服用。

注意　有积食，外感风寒或痰湿明显者忌食。

◎ 防秋燥，早餐多喝粥

我向家长们推荐一个防秋燥的好方法：早餐喝粥。

喝粥，养胃益气，滋补津液。为什么建议早餐喝而不是晚餐或者午餐喝呢？

明代的李梴说道："盖晨起食粥，推陈致新，利膈养胃，生津液，令人一日清爽，所补不小。"粥很好消化，早上喝粥极易被吸收，也能很好地启动休息了一夜的脾胃。

所以我的建议是，让孩子喝粥防燥，最好是在早上。

但大一些的孩子如果日间只喝粥，满足不了能量消耗的需求，也要考虑营养搭配的问题，可以搭配鸡蛋、馒头、番薯等一些高纤维食物，以免吃不饱。小一些的孩子早餐喝米油、喝粥就基本能满足营养需要。

润燥健脾食疗粥

杏仁大米粥

材料

南杏仁10g ／ 大米50g ／ 黑芝麻10g ／ 白糖适量

做法　将所有材料下锅，加适量水，大火煮开，换小火熬煮至熟烂，放入白糖调味即可。

功效　养肺固肾，润燥润肠。

用法　2岁以上孩子对证服用。

栗子山药枸杞粥

材料

大米50g   栗子15g   山药15g   枸杞子5g

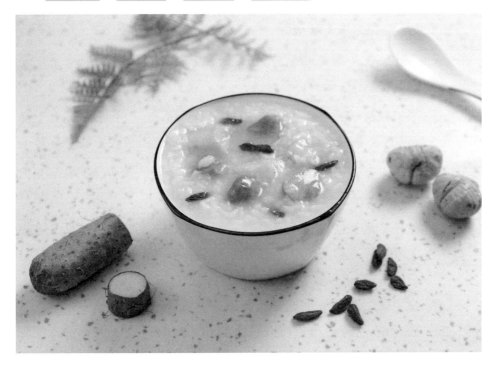

做法 将除枸杞子外的所有材料一起煲1小时, 放入枸杞子煮10分钟, 加少许糖调味即可。

功效 益气补脾, 补肾强筋。

用法 3岁以上孩子对证服用。

最后注意: 防秋燥, 除了饮食调养外, 也要注意室内环境的保湿。平时可以在屋里放一盆清水, 保持一定的室内湿度。如果用加湿器, 建议门窗打开保持空气流通, 这样加湿的空气质量会更好。但要记得到了夜晚门窗不可打开得过大, 以免寒气入侵。

秋伤于湿，冬必咳嗽，润燥不能忘祛湿

好多地方流行这么一个说法：立秋当天，小孩一天不能喝凉水，为的是预防冬天咳嗽。

这句话确实是有道理的。秋天到了，孩子越发应该少吃寒湿的食物，以免伤了娇嫩的脾胃。

《黄帝内经》里讲："秋伤于湿，冬必咳嗽。"中医说脾土生肺金，脾湿则生痰湿，就会引起难缠的咳嗽。

总有家长问："湿气不是春天最多吗？秋季天气干燥，不是更需要润燥吗？难道同时还需要祛湿？"

要解答这些问题首先要弄清楚什么是湿气，孩子为什么应当在秋天平衡润燥与避湿，以及怎样祛除湿气的问题。

我们知道肺和脾的关系最为密切，互为影响。脾负责把吃进去的食物变成营养，运化成身体需要的物质；肺则负责疏通管道，将营养物质输送到全身各部分或者排出。肺疏通管道能防止内湿的形成，而脾最怕内湿。如果脾失健运，水湿就不能气化，就会凝滞聚结成痰，把管道堵塞住。严重者，痰随气逆，犯肺而咳。这个时候，对于一些很容易咳嗽，咳起来就很难痊愈，甚至有哮喘的孩子，就不能只润肺化痰，还要重视脾的运化功能，所以秋季想要通过养肺来达到健脾的效果，就要既防燥，又不忽略祛湿。

秋季多内湿，一旦盘踞很难清除

很多家长觉得祛湿应当在春季，其实秋季更应该重视祛湿。

长夏之末，很容易出现"湿气及体"的现象。空气中的湿气遵循"水往低处流"的规律,往下走,来到下焦,侵袭人的身体,而人体原来存蓄的湿气也还没来得及排出。湿邪一旦在体内下焦的肾和膀胱盘踞下来,就很难清除了,还可能引起各种炎症,甚至皮肤问题。所以,秋初更需要抓紧祛湿。

秋季润燥,饮食不宜过寒凉

前面我们讲了,秋天要特别注意给孩子润燥,燥分内燥和外燥。其实,湿气也有外湿和内湿之分。

外湿,指影响体内水平衡的外部环境,如潮湿的气候、阴霾天、下雨天、阴湿的居室等。

内湿,则是一种病理产物,与脾土也就是消化功能有关。食物在体内无法运化为津液,也不能通过膀胱、汗腺等排出,导致水湿内停,在体内形成阻滞。

秋季天气干燥,一般很少有外湿的情况。但是由于孩子"脾常不足"的体质特点,秋季饮食一旦过于寒凉清润,确实是润燥了,却会助长湿气。再加上往后随着天气渐凉,许多家长爱给孩子"贴秋膘",饮食容易肥甘厚腻,因此秋季还是会有不少孩子受到内湿的困扰。

内湿盛会损伤脾土,脾不能很好地运化水湿,积而化热,孩子就会出现明显躁动不安的症状。水湿凝聚成痰,就会引发咳嗽。

判断孩子是否湿气重

如何判断孩子是不是湿气重呢? 家长可以通过舌苔、大便、胃口和精神这四方面来观察。

一看舌苔

湿气重的孩子,舌体胖大,舌苔又白又厚又腻,甚至发黄,舌边缘容易有齿痕。

二看大便

孩子的大便稀溏、不成形,黏在便池上不容易被冲洗掉。

三看胃口

孩子胃口不好,食欲不振。湿气重会影响脾胃的运行从而影响消化功能,如果孩子食量明显减少,没有食欲,很可能是体内有湿气。

四看精神

孩子精神状态差,容易觉得困倦、无力,尤其是早上起床困难,睡不够,无精打采。

当孩子出现上述症状时,很明显就是体内湿气重了,这时候在饮食方面就不能再一味地润燥了,要在食谱中减少润燥助湿的食物。

饮食上祛湿和健脾双管齐下

若想减少孩子体内的湿气,一方面可以从减少食用容易生湿、助湿的食物入手,此时就不要再盲目润燥,给孩子吃梨、柚子等寒凉的食物了;另一方面可以从祛除湿气着手,通过食疗合理祛湿,少用清润,适当多用温润之法。

两类容易生湿的食物

◎ 性味寒凉的食物

性味寒凉的食物大多有清热、滋阴的功效,但也会助湿;同时,寒凉之物伤阳气,伤脾胃,也会加重湿气。

性味寒凉的水果:梨、香蕉、阳桃、甜柑、山竹、猕猴桃、柚子、火龙果、草莓、竹蔗、桑堪、柿子、西瓜等。

性味寒凉的蔬菜:菠菜、茭白、丝瓜、莴笋、白菜、蘑菇、茄子、黄瓜、竹笋、苦瓜、冬瓜、西洋菜、马齿苋等。

性味寒凉的海产品:田螺、海螺、螃蟹、蚬肉等。

◎ 不好消化的食物

不好消化的食物容易导致孩子积食。水谷精微一旦无法被吸收，就会转化为湿滞。

不好消化的食物：肥甘厚味的肉类，甜腻之物如糖果、点心等。

对于小孩子来说，祛湿只有与健脾双管齐下，才能有较好的功效。一味靠外力祛湿，容易损伤阳气，也难以形成良性循环。

既然性寒的食物要少吃，就可以在饮食上选择一些性平或平性偏湿，又兼有健脾益气和祛湿功效的食物，如泥鳅、芡实、赤小豆、莲藕、黑豆、茯苓、土茯苓、山药等。

秋季祛湿食疗方

健脾祛湿汤

材料

土茯苓	15g
山药	10g
五指毛桃	15g
芡实	10g
猪瘦肉50g（可不加）	

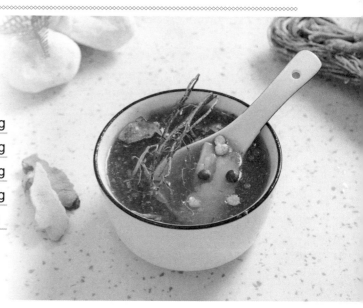

做法 材料下锅，加约2碗水，大火烧开后转小火，煲至1碗即可。也可加50g瘦肉煲汤。

用法 3岁以上孩子对证服用。每周服用1次。

功效 生津滋阴，消积健脾。

注意 本方因加了土茯苓，适合湿气比较重的孩子服用。

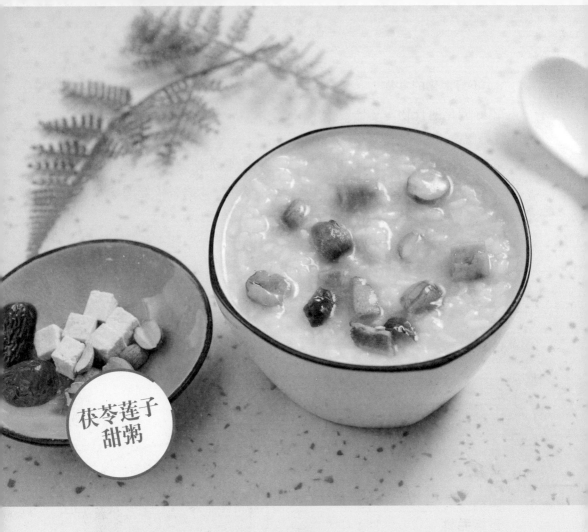

茯苓莲子
甜粥

材料

大米50g 去芯莲子15g 茯苓20g 去核大枣10g 红糖适量

做法

将茯苓、莲子、大枣、大米加适量清水，用文火煮烂，再加红糖调味。

用法

健脾祛湿，益气补血。

功效

2岁以上孩子对证服用。

第 **6** 章

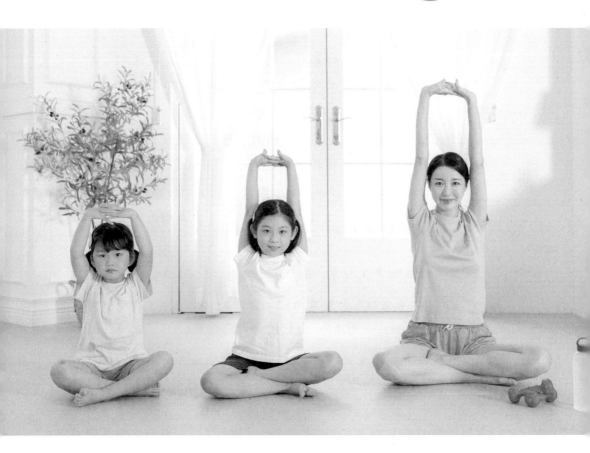

脾为肺之母，
健脾胃消病机

看咳嗽却开了健脾方，
10秒消化判断法监护孩子脾胃

百病先从脾胃治，脾胃乃后天之本。所以，我常说顾护脾胃是养育孩子的根本，想要全方位呵护孩子的身体，必须把脾胃放在第一位。

小儿咳嗽，更多的是脾胃的问题，尤其是经常性咳嗽、反复咳嗽、迁延不愈的咳嗽和慢性咳嗽。

很多家长带孩子看咳嗽，却发现医生给开了调理脾胃的药方，所以常有不解。有疑问很正常，因为家长还没有弄明白脾胃和咳嗽之间的关系。

脾胃跟咳嗽产生关系，当然是因为脾、胃、肺关系异常亲密了。

举个例子来说，中医有句话叫"形寒、饮冷则伤肺"，肺主皮毛，体表受寒就是"形寒"，自然容易内传伤肺。

"饮冷伤肺"又是怎么个说法呢？"饮冷"，冷自胃入。《黄帝内经·素问·经脉别论》说："饮入于胃，游溢精气，上输于脾，脾气散精，上归于肺，通调水道，下输膀胱。""饮冷"，先是伤了脾阳，削弱了脾的气化功能；"脾气散精，上归于肺"，继而削弱了脾与肺之间的正常联系，肺气也就随之不足，肺就"受伤"了。所以，给咳嗽的孩子开健脾胃的方子正是要从"根"上修复受伤的肺部，将咳嗽连根拔起。

脾土生肺金

中医有五行说，关于脾与肺的关系是这样的：脾属土，肺属金，土生金；脾土为母，生肺金，脾与肺是母子关系。脾不好，肺怎么能好呢？

脾是人体的后天之本，主运化，是气血生化之源，肺工作时的物质与能量大部分源于脾。脾化生气津充养肺气，使肺能正常工作：实现体内外气体交换，保持人体之气的宣降，使内外气机通调，通过气带动水液布散，配合脾肾保持体内水液代谢平衡。

脾肺不能密切配合，肺工作状态不好，就会出现肺气不宣，就可能咳嗽。

久咳的病象在肺，实际病机在脾，脾胃强壮了，肺部、呼吸系统才能真正强壮。孩子生病是因为正气不足，外邪一来就无法抵御。正气是怎么不足的呢？基本上都是因为脾胃弱。所以，孩子的呼吸系统出了毛病，咳嗽，来找我看，我都会先了解孩子的脾胃是不是正常的。只有脾胃健运，才能生化正气，增强孩子的抵抗力，让外邪难以侵体。

孩子脾虚的特征

孩子脾虚，常常有以下特征，家长要留心分辨。

══ 主要特征

◆ 食欲不振，挑食、厌食。

◆ 大便失调，包括泄泻、大便不成形、先干后烂、次数增多或难解。

◆ 面色萎黄少华，有"黑眼袋"。

◆ 体形消瘦，体重比年龄段指标低10%，或虚胖。

◆ 舌质淡，苍白。

══ 次要特征

◆ 肢倦乏力，不喜运动，易疲易倦。

◆ 轻度浮肿，或肌肉松弛不实。

◆ 腹胀。

◆ 轻度贫血。

◆ 口流清涎。

◆ 睡露睛或多汗。

若孩子符合上述主要特征中的四项，或主要特征中的两项以上加次要特征中的一项以上，就极有可能是脾虚证。

脾主运化，食物被吃进肚子里，皆由脾而散，化生精、气、血、津液，再运送到人体各个部位以维持功能正常运转。脾胃受损，运化水谷的功能减退了，就会出现腹胀积食、大便不正常、食欲不振等症状。

早餐后，许氏10秒消化判断法

常跟我学中医育儿保健的家长一定知道，判断孩子脾胃消化好不好并不复杂，最重要的是观察孩子的"四方面"——舌苔、口气、大便、睡眠。

这也是我推荐家长每天必做的事：每天早餐后半小时（或每天固定一个时间），花10秒钟检查孩子的这四方面是否正常。

观舌苔

孩子消化出了问题，最先表现在舌苔上，孩子有积食，舌苔会变白厚，如果孩子早餐吃了紫薯、火龙果等会影响舌苔颜色的食物，建议先漱口再观舌苔。

◆ 正常、健康的舌苔，应为薄白苔、淡红舌，舌体正常。

◆ 孩子有积热、有湿，舌苔会发黄、发腻。

有的家长担心舌苔变化不易观察，其实只要每天用心，就可以看出变化。

闻口气

有积食的孩子口气会有酸臭味，还会伴有打嗝、嗳气的表现，这是由于食物长时间瘀积在中焦脾土发酵导致的。有的孩子不仅口气大，还会放臭屁。

观大便

早餐后半小时观察孩子大便情况，不是说要求孩子必须养成早餐后半小时内大便的习惯，而是要家长每天留心孩子的大便情况，在观舌苔、闻口气之余回想孩子近两天大便的情况。

◆ 正常、健康的大便，软硬适中，表面光滑，呈香蕉状，不会特别酸臭，频次上也是有规律的。比如，孩子以前都是两天大便一次，基本在傍晚大便，但近两天突然早晚各拉一次，家长就要留心观察，究竟是环境变化还是喂养量增加导致的。

◆ 积食孩子的大便，或呈"羊咩屎"状，或腹泻溏稀。

◆ 不要急着判断是便秘。比较小的孩子，有时出现接连三四天没大便，但小肚子不胀，人不难受的情况，排出的大便性状正常，不一定是便秘，家长可以再观察观察。

◆ 对于小婴儿来说，大便糊状，不甚酸臭，没有不消化的食物或黏液，也是正常的。

查睡眠

积食孩子的睡眠状况通常表现为以下几方面。

◆ 喜欢趴着睡，或用小被子、枕头、玩偶压住腹部。

◆ 睡不安稳，小动作多。

◆ 后半夜容易惊醒。

这些表现，只要出现一种，家长就要及时调整饮食喂养，少食多餐、按需喂养，食物以平性、质软为主。还要服用1~3天素食+三星汤来及时调整，服用时依然每天观察孩子"四方面"，恢复正常即可停服。

咳痰、腹泻、湿疹，都是脾虚湿困惹的祸

中医称"脾主运化"。我们可以这样理解，脾脏就好比一座公司大楼里的电梯。大家可以想象一下：每逢上班时间，电梯会把职员们运送到各个楼层，人们各司其职地忙碌起来，整个公司得以运转。可是有一天，这个电梯突然出了问题，原本一趟能载15个人，现在一趟却只能载5个人。于是职员们都堵在电梯门口，各项工作的开展都受到影响。

脾脏的职责是每天向身体各个部位运送水谷和水湿，确保身体机能正常运转。但如果脾的运化出了问题，水湿不能顺利输送至身体各部位，就会出现阻滞。水湿输布不利，困于中焦，胃肠必然出现问题。

这种情况下，孩子就会脾虚湿困。所谓"脾虚湿困"，顾名思义，不仅脾虚，体内湿气还重。

帮孩子健脾祛湿是项大工程。在此之前，家长要弄明白孩子体内的"湿"都来自哪里。

孩子湿气重的原因：外湿、内湿

孩子湿气重是较为常见的现象，尤其在南方地区，十个孩子九个湿，一点也不夸张。孩子体内的湿气，一部分是外湿，另一部分是内湿。

外湿：自然环境中的湿气

外湿是自然环境中的湿气。尤其是南方地区的春天，大家能明显感觉到皮肤湿湿黏黏的，恨不得一天洗三次澡。回南天一来，湿气更是无处不在，衣服难干，寝被湿漉漉、黏糊糊，室内、室外没有一处是干爽的。

这种外在的、有形的湿邪无处不在，防不胜防。它们经皮毛、口鼻侵入体内，时间长了积攒在孩子身体里难以除去。对付外湿，家长能做的就是尽量给孩子创造较为干爽适宜的居住环境。

内湿：体内不正常的湿气

内湿是由于孩子脾虚、积食、饮食寒凉产生的。

◎ 脾虚

"水反为湿，谷反为滞"，孩子天生脾常不足，再加上现在家庭条件好了，很多孩子都被错误的喂养方式损伤了脾胃。

◎ 积食

脾脏"闹脾气"，不肯好好升清水湿了，吃到肚子里的食物不能完全运化成人体所需的津液，湿气就会停滞黏腻在体内。水湿困脾，会导致脾更虚，如此恶性循环，如不好好养护脾胃，脾虚湿困会越来越严重。

◎ 饮食寒凉

有的孩子爱吃冷饮，家长也不制止。天气热或者孩子上火的时候，还常常让孩子喝凉茶、板蓝根、金银花、夏枯草等清热降火。孩子本就脾胃虚寒，如果一味清热降火很容易导致寒上加寒，没有积食也会脾虚湿困。

脾虚湿困孩子的特点

脾虚的孩子在身体和精神状态方面都与脾胃健运的孩子有所不同，主要有以下表现。

══ 脾虚湿困的孩子

- ◆ 常觉疲乏，精神不振。
- ◆ 全身（尤其是四肢）感觉酸重。
- ◆ 胃口差，腹部有胀满感，进食后明显。

◆ 大便黏稠或不成形，黏马桶难冲走，严重者溏泻。

◆ 口中黏腻不爽甚至口臭。

◆ 舌质较淡、红润不足，舌边有齿痕，舌苔厚腻。

◆ 痰多易咳。

◆ 睡觉打呼噜或流口水。

细分之下，孩子的脾虚湿困还分为湿热和寒湿。

══ 湿热的孩子

◆ 嘴巴黏腻，有苦味，有口气。

◆ 积久化热，舌苔黄厚腻。

◆ 食欲不振，容易恶心、呕吐。

◆ 皮肤容易起湿疹、疱疹等。

══ 寒湿的孩子

◆ 嘴巴黏腻，没有味道，食欲差。

◆ 舌苔白腻。

◆ 大便不成形。

◆ 易疲倦乏力。

◆ 没精神，总感觉睡不醒。

══ 脾虚湿困导致咳痰、腹泻、湿疹

咳痰、腹泻、湿疹这些孩子常见的问题都是脾虚湿困造成的。除此之外，脾虚湿困还会演变出各种小病小痛。

不妨来看三个经典病例。虽然症状看上去不同，但实际都是脾虚湿困引发的疾病。

案例1：孩子总是偶尔咳嗽几声——水湿日久成痰，痰浊阻肺。

很多孩子都会出现这个问题，看上去不像生病，只是白天偶尔咳两声，时不时清嗓子，晚上睡前也会咳一下。

问他为什么，说是嗓子痒痒的，好像有根羽毛卡在喉咙，时不时挠一下。

这其实是因为嗓子里有痰，但又不是浓痰，所以怎么都咳不出来。这种咳嗽好像既不完全属于寒咳，也不完全属于热咳。家长想给孩子止咳，往往无从下手。

其实，小咳小痰长期断断续续，是因为脾的问题影响到肺窍了，是孩子肺的门户——鼻窍有毛病了。

水湿日久成痰，痰浊阻肺，肺气就虚了，出现咳嗽痰多等证候。

这里的痰，并非单指嗓子里的痰。黏着在身体各个部位的湿邪，都统称为"痰饮"。肺部生痰生咳，只是其中两个表现。除此之外，这样的孩子还总会感到鼻子不通、四肢沉重，不爱多动。

案例2：孩子总是腹泻——身体在用错误的方法排水。

有个孩子腹泻，并非因为病毒感染，而是隔几天小泻一下。平时肚子总是"咕咕咕"作响，但并没有肚子疼的毛病，顶多就是偶尔腹胀、不太爱吃饭，排出的便便潮湿黏腻，甚至还有没消化完的食渣……这些小毛病，让家长有些费解。

去医院看，医生说可能是功能性腹泻，注意多补水，等年龄大点就不会再泻了。

这种情况持续了三个月，孩子的情况表现为：

舌苔白、大便稀、色淡黄、呈水样，原本胃口挺好，最近食欲越来越差，体型有些虚胖，不喜运动，稍微动一下就喊累……

这种情况的腹泻，其实是因为身体在用错误的方式排水。水湿停滞在中焦，就会成为湿邪糟粕，向下出于"净腑"，也就是从肛门排出。

如果家中孩子出现类似的腹泻问题，可以试着在脾虚湿困上找原因。

案例3：孩子总是湿疹断不了根——脾水湿滞，溢出皮肤。

有的孩子皮肤干，总是抓出疹子，屡教不改，结果四肢全是疹子和疤痕。家长听朋友介绍后，给孩子用某种软膏涂抹，湿疹有所消减，但药一停又复发了。

带孩子去查过敏原，发现孩子对螨虫、灰尘过敏，甚至对蟑螂过敏。无论家长把家里的卫生弄得多干净，日常生活再怎么注意，孩子的湿疹都断不了根。

患湿疹的孩子不是缺少治湿疹的特效药，而是身体内缺少能够滋润皮肤的气血津液。

一方面，皮肤无法通过正常的运化获取营养；另一方面，脏腑功能失常，气血瘀滞，痰湿内停，脾水湿溢于皮肤，成为皮肤上的湿毒湿疹。

刚才也说到，脾有问题，痰湿会影响到肺，肺主皮毛，肺气虚弱，外受风湿之邪，疹子就"此起彼伏"——不少脾虚湿困的孩子都有慢性湿疹或过敏性荨麻疹。

所以，治湿疹不能只涂药膏，还要从根本的脾胃着手来治疗。

薏苡仁和鲫鱼，脾虚湿困孩子的"抽湿机"

可以说，每个广东人都听过"清热祛湿，喝癍痧"。不管癍痧凉茶多苦，很多家长每次都要让孩子捏着鼻子一口气喝完。

癍痧凉茶清热解毒，但是真的能解决孩子的祛湿问题吗？

一句话：凉茶性凉，越喝孩子脾胃越虚寒，脾胃越虚寒小问题越多！

给孩子祛湿，正确的做法是在消化好的前提下健脾祛湿，所用的祛湿中药材也不建议过于寒凉。以下食材是比较适合孩子的。

白扁豆：性平，味甘，归脾、胃经，能健脾化湿、和中消暑。

薏苡仁：性凉，味甘、淡，归脾、肠、肺经，能健脾渗湿、清热止泻；炒制后中和凉性，更适合孩子。

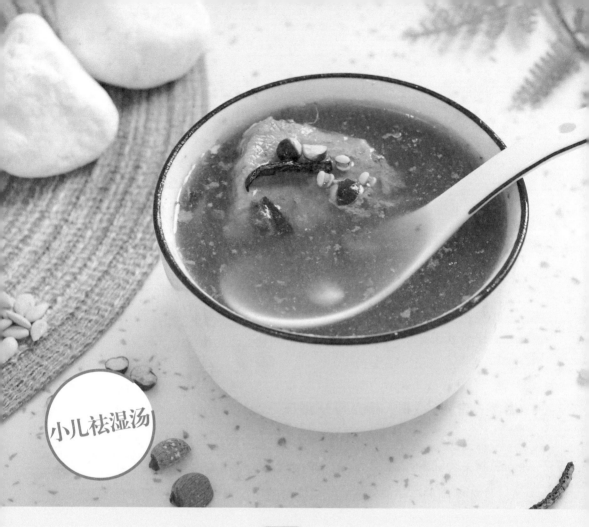

小儿祛湿汤

材料

炒白扁豆15g　炒薏苡仁10g　芡实10g　陈皮3g　冬瓜仁15g

去芯莲子10g　瘦肉50g（可不加）

做法

材料下锅，加入约4碗水，大火烧开后转小火煮40分钟。

用法

2岁以上孩子对证服用。喝3天，配合素食和三星汤效果更佳。

功效

健脾祛湿。

一年四季抓准时机巧健脾

脾胃的呵护绝非一朝一夕，一年四季都要细心养护。正所谓"四季脾旺不受邪"，合理呵护孩子的脾胃，令其功能逐渐向成年人靠拢，孩子就能身体健康，不易生病。

一年四季环境不同，结合孩子特有的生长规律，在儿童中医保健方面有不同的侧重点。顺应季节特点给孩子健脾，就能取得比较好的效果。

春季：健脾，柔肝，养心兼祛湿

春主肝，生发之气向上涌动，肝木旺盛。木生火易克土，意思是过于旺盛的肝木容易损伤脾土。所以，平时在替孩子健脾的同时，还要着重疏肝气，比如多呵护孩子的情志，不要经常呵斥孩子，要多和孩子做情感交流，并适当地清心养心。

此外，春季湿气渐重，孩子在健脾的时候就不要继续滋阴补肾了，而应该以祛湿为主，从而减少湿邪对孩子脾胃的坏影响。

推荐食材：芡实、薏苡仁、山药、白扁豆、茯苓、莲子。

夏季：先排寒，后健脾祛湿，兼顾心

"脾主长夏"，孩子在夏天最适合健脾。

夏天阳气旺盛，是给孩子驱散体内寒气的好时机。寒邪被驱散，孩子的体质就会得到明显改善。

此外，夏天孩子爱出汗，心跳也比平时快，导致火气外出，心阳受损，无法温煦脾阳。与心火相连的脾土易受牵连，健脾的效果就会不好。所以，不妨在夏天给孩子吃点养心健脾的食物。

推荐食材：莲子、金橘、土茯苓、麦冬、陈皮（有热时忌服）。

秋季：敛阳健脾，兼顾润肺、养肝

《黄帝内经·素问·四气调神大论》记载："秋气之应，养收之道也。"

从立秋开始就该替孩子收敛阳气，为即将到来的冬天做好准备。同时，这个阶段长夏之气未消，依然是健脾的好时机。

秋天干燥，燥邪最易伤肺，在健脾的同时也要兼顾润肺。

很多家长一想到要润肺，第一反应就是给孩子喂雪梨糖水。梨偏凉性，孩子机体本就虚寒，并不十分适合喝雪梨糖水，多喝则有害无益。用雪耳、莲子、赤小豆、黑豆、莲藕、地瓜等煲糖水会更适宜。

秋天肺气过盛，就会伤肝。肝木受损，无法顺利进行疏泄的工作，不仅孩子消化功能会连带受影响，更会影响孩子的情志。因此，在肝的养护方面，家长也要留心。

推荐食材：杏仁、白芍、枸杞子、黑芝麻、白萝卜、木耳、南瓜、玉米。

冬季：主养藏，养阴生津，补肾健脾

孩子"脾常不足，肾常虚"。冬主肾，在健脾的同时，也是补肾气的大好时机。此外，冬天总是又冷又燥，孩子的新陈代谢比成年人旺盛，就更容易损耗津液。建议家长在冬天对孩子温和平补，健脾养肾，不要用峻补很猛的食药材。

推荐食材：核桃、板栗、葡萄、樱桃、韭菜、南瓜、包菜、芝麻、鱼类、羊肉。

治脾虚药方

我对古书上的白术散药方加减化裁,使其更适合孩子的体质,以治疗孩子脾虚。

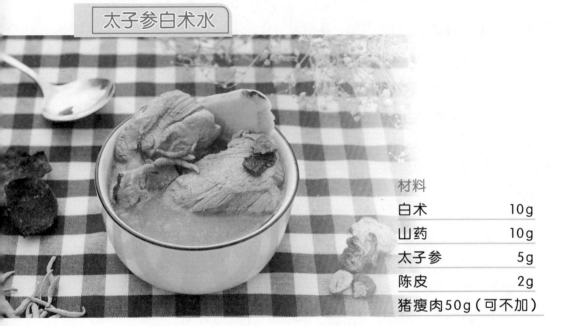

太子参白术水

材料	
白术	10g
山药	10g
太子参	5g
陈皮	2g
猪瘦肉50g(可不加)	

做法 材料下锅,加入3碗水,大火烧开后转小火煲30分钟即可。

功效 补气生津,健脾祛湿。

用法 2岁以上孩子对证服用。每周1~2次。

在这个食疗方中,太子参、白术相辅相成,搭配使用有健脾补气的功效;山药能健脾补肺,固肾益精,适量服用还有祛湿功效;陈皮性温,能理气健脾,燥湿化痰。整个方子补而不燥,尤其适合气虚质的孩子在消化好、不生病的时候用来调理身体。

以下健脾食疗方须在孩子消化好不生病的情况下食用。

健脾养胃方

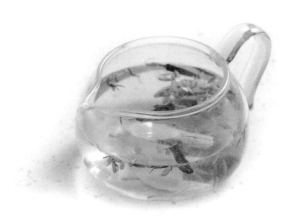

材料

白术	15g
陈皮	1g
山药	10g
太子参	5g
谷芽	5g

做法　所有食材加入2碗水，煮至半碗水即可。

功效　健脾养胃，适用于脾胃虚弱，容易积食、厌食的孩子。

用法　3岁以上孩子对证服用，每周1~2次。

葡萄干粥

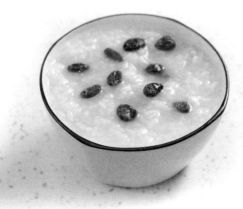

材料

粳米	50g
葡萄干	10g

做法　粳米加适量清水煮至九成熟，加入葡萄干，共同煮至食材稀烂即可。

功效　养胃健脾，适用于脾虚贫血的孩子。

用法　2岁以上孩子对证服用。

莲子山药粥

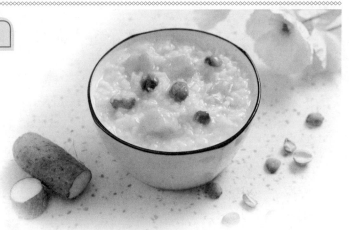

材料

莲子	10g
山药	15g
粳米	50g

做法　莲子去皮去芯，加山药、粳米及水煮成粥。

功效　适用于脾胃虚弱、消瘦、食欲不振的孩子。

用法　2岁以上孩子对证服用。

小米枣仁粥

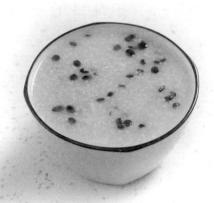

材料

小米	50g
酸枣仁	10g
蜂蜜	10mL

做法　小米下锅煮粥。煮熟后放入酸枣仁搅匀，再煮20分钟即可。酸枣仁不吃，食用时可加蜂蜜，分次服用。

功效　补脾润燥，宁心安神，适用于纳食不香、夜寐不宁、大便干燥等情况。

用法　3岁以上孩子对证服用。

强健脾胃饮食六字经：吃热，吃软，吃少

饮食是调理好孩子体质、强健孩子脾胃的关键，我给家长奉上"六字经"：吃热，吃软，吃少。

吃热

吃热，就是孩子要尽量吃温热的食物，少吃冷食。本来孩子脾胃的运化能力就不如成年人，冷食吃进胃中，会增加脾胃的负担，这样一来脾胃更容易受损。

此外，家长要避免给孩子吃性寒凉的食物。孩子是虚寒体质，经常给孩子吃太寒凉的食物，容易伤及脾胃。

吃软

这里说的吃软，是相对于成年人而言，并不是让孩子永远吃糊状物和稀粥。孩子尤其是婴幼儿吃的食物应比成年人更软，他们的脾胃才更好消化。

至于如何分辨食物的软硬程度适不适合孩子，最简单的就是看孩子第二天的大便。如果大便带有食物残渣，那就是消化不了，下次就要把食物再煮软烂一些。

吃少

古代医家常言："若要小儿安，三分饥与寒。"孩子是否吃饱了，不应由家长判断，而是应由孩子自己判断，孩子不吃别硬喂。脾主运化，一旦积食，脾胃必然受损。

这里还是推荐家长每天用许氏10秒消化判断法观察孩子的消化功能是否正常。一旦出现问题，则及时调整。

消食导滞和健脾进补同样重要

熟悉我的家长们都知道，我最强调的就是"后天之本"——脾土。要知道，人体的气血能量是由脾胃运化食物而来的。孩子的五脏六腑成而未全，全而未壮，其中脾胃尤为娇弱。

调理脾胃要趁早，只要在孩子0~6岁的时候调护好，就能让孩子的体质逐渐平和。饮食水谷能消化吸收得好，孩子自然就能发育得好，健康成长少生病，还能一生受益。

健脾，离不开消食做前提

随着家长对小儿养护保健知识的学习，懂得给孩子健脾的家长越来越多。但其中很多家长却搞不清健脾和消食哪个更重要。其实消食导滞和健脾进补同样重要，绝不可顾此失彼。

有不少生病、体弱的孩子，家庭条件都不错，家长尤其喜欢给孩子大补。

有位疳积孩子的家长问："为啥用2万元1斤的补品给孩子健脾，还不见起色？"

"孩子上了幼儿园之后，体重甚至不增反降——是不是补品是假货？"

脾土可不知道补品的价格。它只会分辨什么适合它，什么不适合它，多少食物它能运化，多少食物它不能承受。

一味强调给孩子补，忽略了孩子的生理特点，肯定是不行的。

对脾的呵护不可能一蹴而就，家长更不要揠苗助长。

上面的例子并非个例，许多家长健脾心切，但健脾真的需要循序渐进才有效，否则只会适得其反。

总说健脾难，先来看看什么情况下是不能健脾的。

健脾须避免的情况1：明显积食、消化不好时

如果孩子有积食，就证明前几天吃进去的东西还没消化完，此时的脾胃比较虚弱，体内现有食物的运化已经对脾胃造成了负担，如果再给孩子补喂，脾胃更是受累。这个时候，家长的首要任务是把积滞在孩子身体里的"垃圾废料"先清干净，让脾胃恢复正常，再根据情况决定是否健脾。

这是一个长期的过程，不是喝一两次三星汤就能好的。

孩子积久化热的情况下，可以对证选择保和口服液、保济口服液、小儿七星茶等；如果孩子积热时，又有便秘，可以加服四磨汤口服液；对于长期、反复积食的孩子，三星汤的力度就不够了，还要用一些攻补兼施的消积方法。

在用药上，建议咨询医生进行辨证分析，准确了解孩子到底属于积食的哪个阶段，再在医生的指导下用药。

有时候我会给孩子同时开消食导滞和健脾开胃的药，这是因为他的积食情况比较复杂。普通家长比较难从细微分毫处判断孩子的情况，不建议消食、健脾同时进行。

综上所言，孩子必须在消化好的前提下健脾。

有的家长懂得先消食再健脾的道理，坚持给孩子吃素一个月，却发现孩子仍旧积滞难消。

如果孩子长期吃素还积食，孩子吃的这个"素"，可能不是真的"素"。比如说，老人是否有偷着喂肉？幼儿园、学校饮食是否营养均衡？是否采取了诸如煲肉汤等错误的烹煮方式？

积食孩子如何吃素，请家长仔细阅读本书中有关素食部分的内容。

健脾须避免的情况2：病中或初愈时

家长心疼生病的孩子，见孩子精神蔫蔫的、不太肯吃饭，总想给孩子补充营养，面诊时总想让我给孩子开一些健脾的方子。这时我总是告诉家长，要给孩子吃热、吃软、吃少。

孩子精神不佳、食欲不振，其实就是脾胃在给家长发信号：不要强喂

孩子,而更应让他多休息——不仅身体需要休息,脾胃更需要。这个时候就不要急着健脾。

病后初愈,消化功能的恢复需要一段时间,通常是1~2周,这段过渡期孩子的饮食最好以清淡为主,再循序渐进地增加食物。

◆ 前3天:建议素食。

◆ 中期:可慢慢加肉汤,再过渡到少量肉类。

◆ 后期:逐渐增加食物的量和种类,观察孩子是否能消化。

健脾须避免的情况3:给3岁以下孩子用药物健脾

有些家长在了解到健脾的重要性后,就急于给家中的孩子健脾。虽说对孩子脾胃的呵护越早越好,但3岁以下的孩子不适宜药物健脾。

对于3岁以下的孩子,最好的健脾手段就是不要让孩子积食。注意孩子主食跟辅食的合理搭配,主要进行乳食喂养。合理的方法就是最好的健脾方法。

◎ 6个月以内的孩子

母乳或配方奶可以满足营养需求,一般不需要用到药材补益。

若孩子积食,家长可适当减少奶粉量,再冲稀一点,每次喂母乳的时长比平时缩短1~2分钟。

◎ 6个月~1岁的孩子

主要吃奶和辅食,一般也不需要药补。若孩子积食,可断几天辅食,并减少奶量。积食严重的孩子,一定要在医生的指导下,才可服用消食导滞的药物和汤方。

◎ 1~2岁的孩子

喂养从奶逐渐过渡到固体食物,在这个适应的过程中,脾胃更须呵护,经常煲药膳补益,孩子的脾胃承受不住,反而过犹不及。

当然,不是说这个阶段的孩子一定不能喝汤。如果要喝,一定要在无积食、无病痛的情况下喝。不要把汤煮得那么浓,并只喝汤不吃渣。

家长也可以尝试做小儿推拿，以下推拿法3岁以下孩子也可用。

注意推拿过程中手法要轻，并在推拿过程中与孩子多轻声交谈，或放舒缓的音乐，兼顾情志呵护。

◎ **护脾消积推拿：每天1~2遍**

清脾经：100~200下。

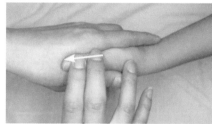

清胃经：50~100下。

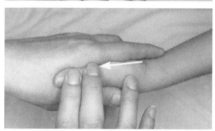

平补平泻大肠经：

1岁以下100下，1~2岁200下，2岁及以上300~500下。

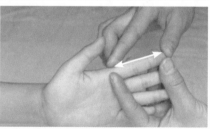

顺运内八卦：50~100下。

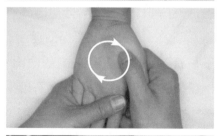

推下七节骨：100~200下。

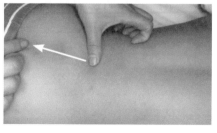

一个案例，揭开积食伤脾致病的内幕

其实，少喂点，你的孩子才能养得好。说一个典型案例大家就明白了。

恒恒2岁，身高94cm，体重14.2kg，是个壮实的孩子。

恒恒自从过年回老家后，不仅消化出了问题，还频繁感冒，吃了好几天的药，没几天又复发，抵抗力越来越弱，鼻炎、皮疹轮番发作……严重时一个月能感冒三次。

据家长回忆，过年回老家由于亲戚都很喜欢恒恒，所以每个人都喂他吃东西，不知不觉吃得有点多。

从年初二开始，恒恒就开始拉不出便便，睡觉也很不安稳，还开始说梦话、流口水。家长以为只是新环境造成的，没有过多理会。

实际上，孩子脾胃比成年人更容易"塞车"。

按恒恒的这种吃法，大人的身体都会拉响警报，更何况身体各方面未发育健全的孩子。

脾胃的主要功能是运化。如果说大人的脾胃功能好比一条八车道的大马路，那孩子的脾胃功能只是一条单行道。吃得太多、食物太油腻、口味过重，就好比大量车子同时拥上马路，窄小的单行道承受不了如此大的车流量，孩子脾胃就比成年人更容易"塞车"。

其实，家长如果能提前运用许氏10秒消化判断法，及时发现孩子出现了积食的征兆，立刻遏制胡吃海塞的行为，同时消食导滞，孩子的消化系统就能恢复正常，也就不会有后来发高热、感冒反复的情况发生。

由于没有及时消食导滞，离开老家的前一天，恒恒就有点感冒。这个时候，家长还以为只是冻着了，丝毫没往消化系统方面的问题想。回家之后，恒恒就开始发热，温度在38.5℃上下徘徊——之后就开始频繁进出医院，感冒、鼻炎、皮疹轮番发作。

家长也明显感觉到恒恒的抵抗力下降了：刚开始的时候，吃药3~4天就能病愈；后来吃药也不太管用了，常常小半个月才勉强痊愈，停药没多久又复发。

恒恒主要有以下情况。

◆ 有明显眼袋，气池发青。

◆ 舌苔发白、厚腻，根部发黄。

◆ 脸色青青白白、胃口变差。

◆ 几天拉一次深色羊咩屎，气味酸臭。

◆ 时诉腹痛，睡不安稳。

◆ 感冒反复，低热断断续续，怕冷。

◆ 过往病史用药不合理，过多使用抗生素。

……

恒恒这样的状况不是一两天造成的，从一开始恒恒的喂养就出现了问题：比如1岁出头就开始吃固体食物，平时很喜欢吃肉，每餐饭量比较大；现在除了三餐外，无论生病与否，每天都会喝400mL奶。

总结孩子的身体状况。

（1）积食久了，外感夹滞。

（2）喂养方式有大问题，吃得有点多。家长需要系统学习正确的喂养方式。

（3）不改掉这些错误的喂养习惯，孩子就会一直生病，吃多少感冒药都好不了。

外感夹滞是如何形成的？

恒恒就是因为吃多了把脾胃弄坏了，继而引发了呼吸系统疾病。

那为什么积食了，会引发感冒呢？

积久化热，热气熏蒸上升，牵连到孩子上焦的器官。这个时候，如果孩子身体再夹杂进一些外邪，比如天气变冷或变热、居住环境太潮湿、吃了一些过于寒凉或燥热的食物，就极易得病。这就是外感夹滞，也就是"土生金，母病及子"，脾土生肺金，脾受损，肺部自然受到牵连。

像恒恒这样的病例，感冒病情之所以反反复复，是因为只顾着驱逐外邪，不顾调理脾胃根本。

治疗外感夹滞就像守城打仗。积滞导致城门大开，外邪作为敌人随意进出，肆意攻打。不顾脾胃，就像只知道攻打敌人，不顾修筑城门。敌强我弱，自然打不过。吃一些攻伐很猛的药物，就像请了一堆敌我不分的外援，伤敌一千，自损八百。外援一撤，敌人立刻卷土重来。

所以，正确的做法是"攻敌"的同时注意"修门"。脾胃呵护好了，孩子的抵抗力就上来了，即"正气内存，邪不可干"。

积食伤脾，孩子越吃小毛病越多

中医认为，儿童的脏腑成而未全，全而未壮，尤其是脾胃，特别娇嫩。

现在生活条件越来越好，孩子的日常三餐营养过于丰盛，入腹的食量总是大于脾胃能够承载运化的量，食物水谷就容易积滞在脾胃，造成各种小毛病。

如果孩子出现以下情况，就是积食久了的表现。

孩子突然开始不肯吃饭，哄喂一餐要花大半个小时；小一点的孩子还会用舌头抵开奶嘴。

孩子晚上睡觉也不安稳，总是翻来覆去，动静特别大，还容易惊醒哭闹。醒来眼睛上会糊一层眼屎。

脾气也变得有些暴躁，原本听话乖巧的"天使"孩子，似乎做什么都有些不耐烦，爱摔玩具、哭闹、发脾气等。

更让人忧心的是，孩子的免疫力下降了，经常小咳不断，天气稍微有变化就容易生病。

我常教家长每天都用许氏10秒消化判断法，在孩子出现上面那些积食表现之前，就能够用最简单、最好辨别的方法判断孩子是否有积食。

吃肉易积食，孩子还能吃肉吗？

孩子一吃肉就消化不好，生痰咳嗽，睡不安稳。不吃肉家长又担心孩子营养不够均衡，影响身体发育。那么，到底该不该给孩子吃肉？如何吃肉才能不积食？

减量吃，少吃多餐

肉类的蛋白质和脂肪含量比较高，脂肪含量越高，消化时间就会越长，人体消化肉类需要4~6小时。家长给孩子吃肉可以减量，如果两块消化不了就减成一块，煮粥、煮汤都可以，只喝汤不吃渣，少量多餐吃，或者隔三岔五吃。

不要晚上吃

晚上人体的新陈代谢减慢，脾胃需要休息，肉食不易消化，应该在白天身体各器官功能活跃的时候吃肉，让脾胃在夜间尽量得到足够的休息。

病后恢复期不吃肉

孩子病刚好，脾胃虚弱，吃肉会增加脾胃负担，让病情反复。

已经积食不吃肉

已经出现积食的情况，就一定要素食2~3天。同时喝2~3天的三星汤，帮助孩子消积导滞。

孩子如果没有明显积食，冬季可以适当安排吃肉进补，不过，我建议每周喝一次三星汤调理脾胃，预防积食。

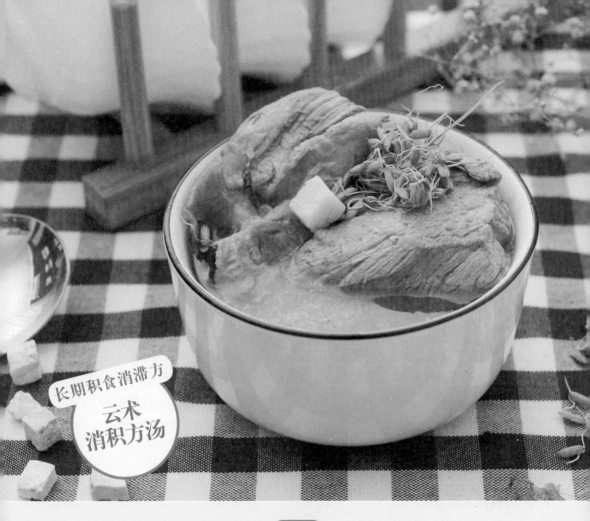

长期积食消滞方

云术消积方汤

材料

白术10g　鸡内金5g　云苓10g　谷芽10g　猪瘦肉50g

做法

材料下锅，加约3碗水，大火烧开后转小火煮30分钟即可。

用法

3岁以上孩子对证服用。视情况连服3天。

功效

消食导滞，健脾养胃，属于攻补兼施的范畴，适用于脾气虚、体质偏寒、常积食的孩子。

素食健脾，如何培养"素孩子"？

在《红楼梦》里，最懂养生的皇亲国戚贾府中人，对贾宝玉的病中养护也是以净饿、素菜、清粥为主，让其肠胃得到充分休息。素食的益处和功效可见一斑。这就是"忍一分饥，胜服调脾之剂"的道理。

孩子脾胃尚在发育中，容易积食，又因机体稚嫩容易受到外邪侵袭而生病，病后初愈的脾胃也须恢复，所以正确吃素对孩子来说就显得尤为重要。

吃素对孩子的益处

素食比肉食易消化，孩子吃素的益处，最主要的是帮助脾胃充分休息，减少脾胃肠道的压力。消化好了，体质好了，孩子自然不生病。

◆ 积食的孩子更应该吃几天素食，对脾胃恢复很有效。

◆ 大病初愈的孩子脾胃特别虚弱，进补易积食，也应该先吃2~4天素食，循序渐进地帮助消化系统恢复活力。

家长对于孩子吃素食总掌握不好。其实，孩子吃素食只需掌握三大基本原则：积食须吃素，吃素2~4天，营养要均衡。

吃素不是只吃蔬菜

给孩子吃素，首先要纠正一个错误观点：给孩子吃素就是只吃蔬菜不吃其他，和吃素、吃斋一样，一点肉都不让沾。这是大错特错的。

孩子的身体和大人不一样，不是成年人的缩小版，而是有自己的一套系统。因此，孩子吃素食和成年人吃素、吃斋也不完全一样。孩子吃素，是指须严格把控肉类的摄入，并非让孩子变成"兔子孩子"，只啃菜叶子。只吃蔬菜的吃素，无法满足人体各项机能运转的营养需求，会造成严重的营养失衡。

孩子吃素期间，也不用"谈肉色变"，将肉、蛋、奶一并都停了。孩子还是可以适当吃肉和其他食物的，具体怎么吃、吃多少取决于孩子的消化运作情况。

家长只需每天早餐后花10秒注意观察孩子的舌苔、口气、大便、睡眠状况，如果孩子消化能承受，适当给予一点蒸鸡蛋、牛奶、稀的肉汤，都是可以的。记住，吃素不是目的，而是让孩子消化能力恢复的方法。

但须注意，孩子脾胃娇嫩，要尽量少吃凉性蔬果，如猕猴桃、火龙果、梨、西瓜、冬瓜、西洋菜、白菜等。

不用担心吃素影响孩子长个

孩子健康成长需要多种营养支持，所以当给孩子吃素时，不少家长担心这会影响孩子发育速度和发育程度，孩子不容易长个。其实，孩子吃素都是有前提的。比如当孩子出现积食、消化不良时，该吃几天素食就严格吃几天。这时候吃素是为了让消化系统恢复正常。如果因为担心孩子不长个而不给孩子吃素，孩子的消化系统长期受损，无法很好地吸收营养，对孩子生长发育更加有损害。

有的家长在孩子出现积食的时候给孩子喂三星汤，却发现没什么效果，很多时候原因就在于家长担心孩子营养跟不上，一边喂三星汤，一边给孩子吃淮山炖排骨等补益之品。三星汤本来就需要搭配素食服用，该素食时不素食，三星汤当然也达不到消食导滞的效果。

吃素有益，但不宜长期吃

有的家长自从了解到孩子吃素的益处后，就想着干脆让孩子多吃素、长期吃素，这是不对的。

孩子的五脏六腑成而未全，全而未壮，正是长身体的关键期。长期吃素食会导致孩子营养跟不上，原本就虚弱稚嫩的体质便会更加虚弱，更别说把脾胃养护好了。

我不建议孩子长期吃纯素食。孩子需要吃素食时，短期吃素即可。

四类素食搭配，让孩子"爱吃素"

不少家长都反映家中的孩子不爱吃素，只对肉感兴趣。其实，孩子饮食习惯不好，喜荤不喜素，多半是家长"哄"出来的。挑食的孩子更易出现"胃强脾弱"的问题，更需要家长费心思调理。

如何喂养又积食又挑食的孩子？首先家长一定要"狠下心"，该吃素食吃素食。孩子如果不肯吃，别硬喂，也别心软，按需喂养，不吃就别理他，他饿了自然会吃。

当然，家长如果能学会合理搭配，煮出来的素食菜肴，孩子照样能吃得津津有味。

以下四类食物是孩子素食期间的好选择。

谷物

谷物作为养育人体的主食，进入脾胃，运化而成精气，最能养脾胃。孩子饮食想营养均衡，要以谷物为主食。除了粳米粥、小米粥、藜麦粥以外，素面条、素菜羹等也可作为孩子素食期间的主食。

根类食物

如萝卜、土豆、红薯等，有不错的补益作用。胡萝卜玉米粥、西蓝花土豆泥等是营养丰富、简单好做的素食。

黑色食物

如黑木耳、黑豆、黑芝麻等。黑木耳能清理消化道。

适量性温调味料

如葱、姜、蒜、花椒、孜然等，这类调味品多数味辛性温，有温阳散寒的功效。孩子没有热证时，可用它们炒菜给孩子吃。

家长可用上述食品进行搭配烹饪，如南瓜扁豆粥、红薯小米粥、竹荪藜麦粥、无花果小米粥等。让孩子吃素食也能选择丰富、吃得快乐，家长也不再担心没营养。

素菜粥

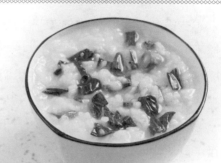

材料

青菜菜心	20g
大米	50g

做法　青菜洗净，与大米共煲粥。

功效　和胃养脾，特别适合病后调养脾胃。

用法　2岁以上孩子对证服用，1~2岁的孩子只喝粥水。

十谷粥

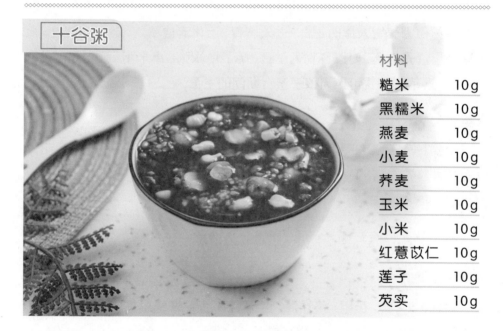

材料

糙米	10g
黑糯米	10g
燕麦	10g
小麦	10g
荞麦	10g
玉米	10g
小米	10g
红薏苡仁	10g
莲子	10g
芡实	10g

做法　上述材料洗净，浸泡1小时。锅内注入适量清水，煮沸后加入上述材料，中慢火煲粥即可。可代饭食，少量多餐。

功效　补脾益胃，营养平衡，去胃肠积滞，通利二便。

用法　2岁以上孩子对证服用。

经典消食导滞方：三星汤、七星茶、四磨汤

孩子积食，我常让家长给孩子喝三星汤、七星茶或四磨汤，这三个汤方是经典的消食导滞方，咳嗽没好也是可以喝的。在服用这几个汤方时，都要配合素食。

如果孩子有了积食的征兆，服用三星汤

三星汤是一味给孩子助消化、消食导滞的经典汤方，很适合孩子稚嫩的脾胃，家长烹煮起来也简单、好上手，是我临床30多年的经验用药，我建议家长们在家中常备。

用许氏10秒消化判断法，发现孩子的舌苔、口气、大便、睡眠出现问题，这就是积食的征兆，此时家长可以给孩子用素食+三星汤助消化。

曾有家长向我反映，孩子服用三星汤，可积食情况却没有得到改善。经询问我发现家长没有在饮食上给孩子忌口，平时三餐照样会吃荤腥滋腻的食物。孩子荤腥摄入多，脾胃即使在三星汤的帮助下也还是超负荷运转，消化不可能恢复正常。

再次提醒家长记住：一定要配合素食！同时记得安抚孩子情绪，别让孩子太兴奋。

注意：

（1）山楂的酸味孩子不一定能接受，家长可以把山楂换成莱菔子。

（2）三星汤可用炒谷芽、炒麦芽、炒山楂代替。炒过的中药材更偏温性，味道也不会太酸，孩子更易接受。

（3）如果1岁以下小孩子积食严重、大便不爽，可以谷芽、麦芽、莱菔子各8g，1周服用1~2次。

（4）三星汤不能冲奶粉、兑调饮料服用。这些做法都会影响药效。

（5）用三星汤消食，适合积食初期。如果孩子积食已久，只用三星汤，药力就不够了。此时需要家长辨证后，给孩子配合素食服用保济口服液、保和口服液等消食导滞。

有明显积滞蕴热症状的孩子，喝七星茶

如果孩子出现消化不良、不思饮食、烦躁易惊、夜寐不安、大便不畅、小便短赤等症状，说明积食已久，积滞郁热，心火和肝火都热得较旺，甚至开始伤津液，这个时候再给孩子服用三星汤，效果就不明显了。

小儿七星茶在三星汤的基础上多加了清热定惊的几味药，因此对积滞化热、消化不良、服用三星汤效果不明显的孩子，能有较好的疗效。

七星茶副作用小，味道微甜，很多孩子都能接受。偏性：凉性。配方：山楂、谷芽、薏苡仁、淡竹叶、钩藤、蝉蜕、甘草。功效：消积导滞，清热除烦，清肝泻火。

配方中的山楂和谷芽有消食导滞的作用，可帮助孩子将体内积瘀的"废料"运送到体外；淡竹叶可以给孩子利尿、去心火，可以治疗孩子脾气烦躁，夜晚烦躁不安、好动，睡不安稳的症状；薏苡仁健脾祛湿；钩藤、蝉蜕清肝息风；甘草补脾益气、润肺止咳。

如何服用小儿七星茶？

◆ 有明显积滞蕴热症状的孩子，可服用小儿七星茶，一周1天，1天2～3次。

◆ 1～6岁孩子服用效果明显。

◆ 1岁以下孩子：1次半包。

◆ 1岁以上孩子：1次1包。

注意："是药三分毒"，七星茶性味偏凉，少喝能清热，能有效帮助孩子把积滞降下去，但绝不能天天给孩子喝。如果没事就给孩子喝，非但不能起到消除积食的效果，反而会伤害孩子的脾胃。

孩子体质寒凉、大便稀时，尽量不要服用小儿七星茶。

网络上常见"小婴儿满月后就可以喝小儿七星茶"的说法，这个说法是欠妥的。半岁以内的小婴儿不建议喝小儿七星茶，若有积食可减少母乳喂

奶频次或奶粉量（同样水量，奶粉减少）。

若严重积食，须在医生指导下治疗，不要随意给孩子喂"降火"药。

孩子出现这三种情况，选四磨汤+保济口服液，不选三星汤

如果孩子长期积食，甚至积久化热，三星汤的药效就不够了。在这种情况下，四磨汤是帮助孩子理气消积的更好选择。

四磨汤出自宋代《济生方》。其中的"四磨"，就是取乌药、沉香、槟榔、枳壳四味中药磨成浓汤的意思。

四磨汤中的这四味中药，分别具有以下功效。

◆ 乌药：性温，味辛，可行气疏肝以解郁。

◆ 沉香：性微温，味辛、苦，可下气降逆而平喘。

◆ 槟榔：性温，味苦、辛，可下气导滞以除痞满。

◆ 枳壳：性温，味苦、辛、酸，可消食去饥以下气。

这四味中药都比较坚实，直接煎药的话，时间上可能比较难把控：时间短了药效出不来，时间太长则气味逸散，影响药效。于是，我们的老祖宗选择先磨浓汁，再和水煎服，这样四磨汤的功效就保全了。由于烹煮上程序烦琐，家长大多选择直接购买四磨汤口服液，它同样有理气消积的功效。

但具体有哪些症状的孩子才适合用这服药，接下来我用三个案例和家长们详细说明。

◎ 积久化热，导致咳喘

—— **案例1：**

◆ 孩子常上呼吸道感染，支气管炎、喉咙发炎、感冒轮番登场。

◆ 病与病之间也总是咳喘不断。

◆ 舌苔经常不太干净，又厚又黄。

孩子积久化热，就是食物中的"气"积滞在脾胃，久而久之就会变成一股燥热之气，熏蒸而上，影响孩子上焦的器官。

这种情况下，孩子就可以服用四磨汤，通过清肺火来止咳喘。

◎ 积热导致大便不畅

═══ 案例2：

◆ 孩子肚子总是鼓鼓的，时常胀痛，还伴有"咕噜咕噜"的响声。

◆ 想大便却拉不出，拉出来的大便比较干硬、颜色较深，小便赤短。

◆ 孩子便秘，原因之一是积食导致的"热气"。

孩子的肠道动力是足的，就会因为肠道蠕动而感到胀痛。

四磨汤行气而不耗气，这种情况下服用可治便秘。

◎ 长期积食，情绪不好

═══ 案例3：

◆ 即使在不运动的时候，孩子的脸色、口唇也往往通红，如同上了一层薄妆。

◆ 平时只能吃清淡的东西，稍微吃得丰富一点就会积食。

◆ 脾气不太好，常不耐烦、发脾气。

孩子脾气不好，大多是因为脾虚导致肝火过旺。四磨汤治肝气郁结，七情伤感，可以在清积食、护脾胃的同时疏肝解郁。

这三个案例的共同点，都在于孩子的积食问题——用许氏10秒消化判断法来看这三个孩子，都是不健康的。

积食久了，那些无法被运化的水谷积瘀在中焦，就会生成肆意横行的"热气"。加上作为给全身运化气血的脏器，脾土与各个器官都有联系，脾胃一怠工，多个器官就会出现折磨人的小病小痛。

注意：像便秘、上呼吸道感染等症状往往不是孤立存在的。孩子长久积食，往往会导致这边病刚好，那边病又来。

总而言之，四磨汤+保济口服液主要在孩子积久化热时服用。由于它药效较猛，家长应根据孩子积食程度的不同选择不同的消食药，而不是一开始就选择四磨汤口服液。

四磨汤何时喝，怎么喝？

◆ 积食不严重的情况下，首选三星汤+素食。

- ◆ 积食较久或感冒初期，选保济口服液或保和口服液。
- ◆ 积久化热情况下，选四磨汤+保济口服液。
- ◆ 四磨汤口服液尽量配合素食或清淡少食。
- ◆ 1岁以上孩子：1次1支，1天3次，喝3天为宜。

注意：1岁以内的孩子不建议自行服用，如孩子出现乳食内滞的症状，须在医生指导下斟酌药量服用。

三星汤、四星汤、五星汤，"星级"越高疗效越好吗?

在三星汤的基础上适量增添中药材，就成了四星汤和五星汤。

有的家长以为星级越高疗效越好，这是错误的。三星汤、四星汤、五星汤，哪种更适合孩子服用，要综合孩子的体质和症状来决定。家长给孩子服用汤方，应首先正确认识孩子的体质，其次正确认识汤方的功效，辨证服药，才能达到最好的食疗保健效果。

三星汤在前文中已有详细介绍，这里重点介绍四星汤和五星汤。

四星汤在三星汤的基础上增添了一味木棉花，木棉花具有祛湿功效，性味偏凉。

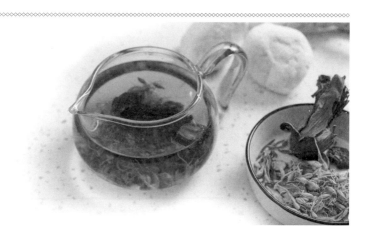

四星汤

材料

谷芽	10g
麦芽	10g
山楂	3~5g
木棉花	5g

做法　材料入锅，加2碗水煮成半碗水。配合素食服用。

用法　1岁以上孩子辨证服用。患蚕豆病的孩子可以服用。

四星汤适用于积食兼有轻度湿热的孩子。

在孩子消化不好，体内湿气重，有轻微湿热，表现出大便臭味重，有点拉稀等状况，平时体质不会特别虚的情况下，家长就可以给孩子喝四星汤。消食导滞的同时，稍微清热祛湿。

服用四星汤注意事项

（1）不宜长期服用。

木棉花能清热祛湿，但孩子的体质是"儿为虚寒"，所以四星汤不宜长期服用，视情况连服3天。

（2）入春后给孩子祛湿，三星汤可换四星汤。

春天湿气大，这个季节给孩子日常保健时，如果发现孩子积食又有湿热，可以将三星汤换成四星汤。

五星汤除了四星汤中的谷芽、麦芽、山楂、木棉花之外，还增添了一味陈皮。陈皮是祛湿佳品，还可以行气健脾、燥湿化痰。

五星汤适用于有积食、湿气重的孩子。如果孩子的脾胃在某一段时间没有呵护好，身体里的气在中焦被湿滞、痰饮塞住了，陈皮就能化解阻塞，让全身的气机重新通畅起来。

五星汤和四星汤都适用于消化不好、湿气重的孩子，如果孩子体质虚寒很明显，那么用加了陈皮的五星汤会更好。不过，陈皮具有一定的破气、耗气作用，孩子的体质是稚阴稚阳的，长期、大量服用陈皮，反而会损耗孩子的正气。

服用五星汤注意事项

（1）建议1岁以上孩子辨证服用，1岁以下孩子不建议服用五星汤。

（2）陈皮量不要过多，不要长期服用。

服用过量陈皮会破气，通常来说，五星汤中陈皮的用量不要超过2g。

无论是三星汤、四星汤还是五星汤，孩子服用时，都要配合素食，并根据各自的药效服用。

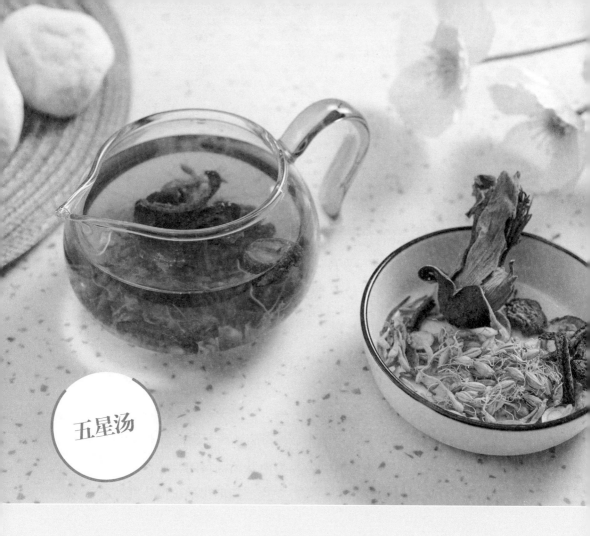

五星汤

谷芽 10g　麦芽 10g　山楂 3~5g　木棉花 5g　陈皮 1g

做法

材料入锅，加2碗水煮成半碗水。配合素食服用。

用法

1岁以上有积食、湿气重、体质虚寒的孩子服用。患蚕豆病的孩子可以服用。视情况连服2~3天。

藿香正气方消食导滞，选"水""液"还是"丸"？

　　如果家长没时间给孩子煮三星汤消食导滞，那么家中可以常备一些中成药，我常推荐藿香正气液给孩子清积食。

　　有的家长去药房买药，看见有藿香正气水、藿香正气丸、藿香正气口服液，常常不太清楚到底哪种适合给孩子服用。这些不同剂型的"藿香"系药物，功效上有哪些不同呢？

藿香正气方之由来

　　藿香正气方是经典的调和脾胃、理气化湿之方，最早出自《太平惠民和剂局方》，是在"平胃散"与"二陈汤"组合的基础上增添白术、藿香、紫苏、桔梗、白芷、大腹皮，又去掉苍术、乌梅两味药而得的。

　　平胃散：能除湿消胀，调和脾胃，令孩子的消化系统自然健运。

　　二陈汤：燥湿化痰的佳品，主要用于治疗咳嗽痰多、胸膈胀满、恶心呕吐、舌苔白厚等证候。

　　二者合而为一，再适当增减，组成藿香正气方，就有解表和中、理气化湿的功效。

出现哪些症状适合服用藿香正气方？

积食+外感风寒

　　不少孩子积食之余，稍不注意保暖，就会惹上风寒感冒。孩子有了些许感冒的征兆，感觉脑袋重重的，身体也有些酸痛时，服用藿香正气方能发散风寒与风湿，化湿浊，畅气机，和脾胃。

水土不服

带孩子出门到异地游玩时，可以提前备好合适的藿香正气方。一旦孩子出现水土不服，肚子疼，甚至拉水样大便等症状时，便可服用。这种情况通常是因为外界的寒邪、湿邪阻滞了中焦，使脾胃升降失调。藿香正气方能够和中化湿、宣展气机。

晕车、晕船

孩子耳道发育不全，相比成年人更容易晕车、晕船。家长带孩子乘交通工具出远门，在乘车前半小时服用藿香正气方，可有效预防晕车、晕船；或在出现晕车、晕船感时服用，也能缓解症状。

此外，如果孩子在夏季天热时，因猛吹风扇、空调等受凉（这种情况就是俗称的"中阴暑"），也能服用藿香正气方进行治疗。

三种常见剂型，哪种更适合孩子？

常有家长弄不清藿香正气水、藿香正气丸、藿香正气口服液的区别。

藿香正气水：乙醇含量较高，不适合孩子服用

如果家长在使用藿香正气水前仔细看了说明书，就会发现其中已经标明"服药后20分钟内不得驾驶机动车、船，从事高空作业、机械作业及操作精密仪器"。这是因为藿香正气水中含有乙醇成分，成年人服用后要多注意，孩子一旦服用反应会更明显。

如果有家长误将藿香正气水给孩子服用，会发现孩子服药后出现了晕晕沉沉的嗜睡表现——不是药效太猛，而是孩子"醉"了。

所以，藿香正气水并不适合孩子服用。

尤其需要注意的是，由于藿香正气水含乙醇，因此不可与头孢同时服用，否则会产生双硫仑反应——面部潮红、发热、头痛、恶心、呕吐，口中有大蒜一样的气味；严重者休克、呼吸抑制、心肌梗死、急性心功能衰竭、惊厥甚至死亡。

藿香正气丸：起效慢，不适合在亟须缓解症状时服用

藿香正气丸与藿香正气口服液的功效基本无异。

但藿香正气丸是用炼制过的蜂蜜制成的蜜丸，虽然药效持久，但起效比较慢，不适合在亟须缓解症状时服用。

藿香正气口服液：乙醇含量低，最适合孩子服用

相比前两者我更推荐藿香正气口服液，它几乎不含乙醇。

其中，太极藿香正气口服液更偏温性，综合考虑，是比较适合孩子体质的。

值得注意的是，藿香正气口服液并不是专门助消化的药物，它在治疗孩子风寒夹滞方面有显著疗效。孩子吃得多，又吹了冷风，服用藿香正气口服液最有效。

（太极）藿香正气口服液服用指南

孩子有积食并外感风寒时，在感冒初期服用，效果更佳。

服用藿香正气口服液时，尽量配合素食或清淡少食。

5岁以上孩子：1次半支，1天3次，喝1~3天。

1~5岁孩子：1次半支，1天2次，喝1~3天。

注意：某些藿香正气口服液中也含微量乙醇，切记同样不可与头孢共服；1岁以下的孩子不建议自行服用，如孩子出现乳食内滞的症状，须在医生指导下斟酌药量服用。

第**7**章

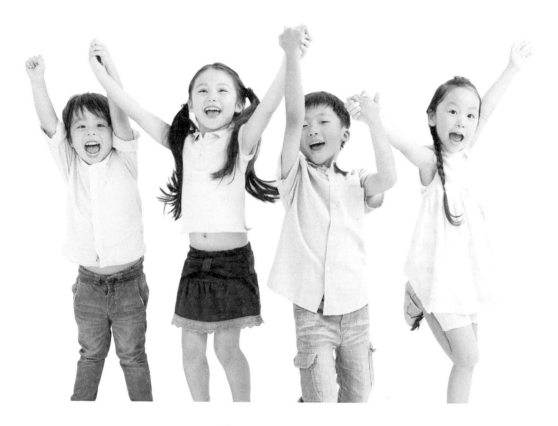

常见止咳食材的
合理运用

盐蒸橘子、川贝炖雪梨，止咳良方为何不止咳？

相信家长对盐蒸橘子、川贝炖雪梨这两道止咳方都很熟悉。这是两道在家长中非常流行的"良方"，孩子一咳嗽，家长就不管三七二十一，先给孩子吃上再说。但有时候吃了有效果，有时候吃了却咳得越来越厉害，这到底是怎么回事呢？

食疗虽好，仍需辨证治疗

食疗不可盲目，只有辨证使用，才能收到效果。前面所提到的食疗方有时管用，有时越吃状况越糟，就是因为家长给孩子食疗前没有辨证。我们以大家熟知的盐蒸橘子和川贝炖雪梨为例。

盐蒸橘子

首先，盐蒸橘子并不属于中医食疗方，只是民间偏方。有些家长连橘子和橙子都分不清楚。

橘子偏温，而橙子性平偏凉，寒咳孩子吃了盐蒸橙子，没什么效果，热咳孩子吃了盐蒸橘子，病情还会加重。所以，在孩子咳嗽生病期间，不提倡用吃盐蒸橘子或盐蒸橙子的方法来缓解病情。

川贝炖雪梨

中医认为："川贝遇寒咳，万万使不得！"

原因很好理解：川贝性寒，雪梨偏凉。虽然川贝和雪梨都有清热润肺、化痰止咳的功效，但寒性的食疗方遇上寒咳，只会让养护效果"雪上加霜"。

很多家长看到孩子咳嗽就会马上炖雪梨、川贝、荸荠给孩子润肺止咳，但如果孩子是寒咳，吃了这些偏寒凉的食物之后，只会越止越咳。所以这道久负盛名的食疗方只适用于热咳，如果孩子出现热咳的症状可以适当食用。但如果孩子热咳退去，这道食疗方就不宜继续久吃。孩子体质虚寒，过于寒凉的饮食会伤害娇嫩的脾胃，长此以往，必然是弊大于利的。

咳嗽的孩子如何"对证下梨"？

梨是秋天的应季水果，有润肺凉心、消痰降火的功效。连《本草纲目》都对梨大加赞赏："梨品甚多，供为上品，可治百病。"

家长们都知道梨能润肺，不过，给咳嗽的孩子吃梨可没那么简单。

有的孩子咳嗽而无痰，属于干咳，这种情况下可能是风寒咳嗽，也可能是燥咳，燥咳可以吃梨止咳，风寒咳嗽就不行了。

有的孩子咳嗽有痰，这种咳嗽，可能是痰湿，也可能是痰热，痰湿咳嗽吃梨反而会加重病情。

痰多的时候，一般是不可以润肺的。当孩子有痰的时候，肺是湿的，如果这个时候润肺，就好比往一汪脏水里面加水，得到的还是脏水。痰去不掉，咳嗽就一直好不了。所以，有痰的孩子要先把肺里的"脏水"清干净了，再来润肺。

梨皮煮水

积食会生痰，此时可以用梨皮加上萝卜皮一起煮水给孩子喝。萝卜皮可以起到顺气、消食、消炎的作用，梨皮起到止咳、化痰的作用。

如果孩子没有痰而有清鼻涕，还咳嗽，应该是风寒咳嗽，和干咳又不一样。这样的情况别忙着给孩子炖梨肉止咳，可以用一个梨的皮+半个萝卜的皮+三根连须葱白一起煮水喝，喝了以后风寒散去，清鼻涕也会很快止住。

"对证下梨"总结

◆ 燥性干咳: 炖梨止咳。

◆ 有痰: 梨皮+萝卜皮煮水。

◆ 清鼻涕、无痰: 葱白+萝卜皮+梨皮煮水。

烹梨食疗方,仅限燥热、风热、痰热之咳食用,风寒、痰湿之咳不适用。

冰糖炖梨

材料

去核鸭梨	1个
去核大枣	1颗
南杏仁	9g
冰糖	5g

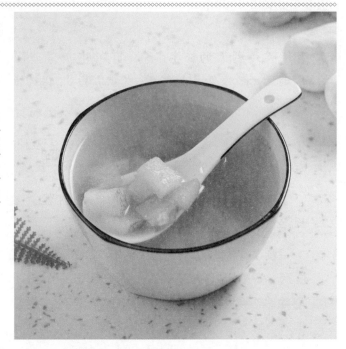

做法 锅中加约3碗水,倒入鸭梨、大枣、南杏仁,大火煮开后转小火,继续煮30分钟至食材熟软,加入冰糖即可食用。

用法 3岁以上孩子对证服用。

雪梨稀粥

材料 水发米碎100g /雪梨50g

做法 雪梨榨汁,取雪梨汁过滤待用;锅中注水煮开,倒入米碎,再次煮开后用小火煮约20分钟至熟,倒入雪梨汁,拌匀,用大火煮2分钟即可。

用法 2岁以上孩子对证服用。

银耳雪梨汤

材料

雪梨	100g
水发银耳	50g
冰糖	5g

做法 银耳、雪梨切小块；银耳放入清水中煮熟待用；另起锅热水，倒入雪梨、银耳，加入冰糖，小火煮约15分钟至食材熟透即可。

用法 3岁以上孩子对证服用。

百合梨汤

材料

雪梨	1个
百合	5g
麦冬	5g
胖大海	2枚
冰糖	适量

做法 雪梨切块；锅中注水煮开，加入雪梨、百合、麦冬、胖大海同煮，待梨八成熟时加入冰糖，糖溶即可。

用法 3岁以上孩子对证服用。

 选梨、煮梨、吃梨有讲究

除了润肺凉心、消痰降火等功效，梨还有许多其他功效。

◆ 梨的铁元素含量较多，能预防儿童缺铁性贫血，还有助于改善贫血症状。

梨还含有丰富的B族维生素，能保护心脏，减轻疲劳，增强心肌活力。

◆ 梨含有多种易被人体吸收的营养素，能增进食欲，对肝脏具有保护作用。

◆ 身体虚弱、抵抗力较差的孩子吃梨，可以补充大量营养物质。

◆ 孩子好动，经常在户外追逐打闹，容易导致身体缺水，梨可以补充水分，有解渴的作用。

孩子吃梨好，但想给孩子吃"好"梨，需要家长"会"吃梨。身体健康、呼吸系统没疾病、消化系统好的孩子，可以按照下列三种方法吃梨。

选梨：雪梨更适合孩子

梨的品种有很多，彼此之间性味也有差异。我们常吃的鸭梨、香梨、贡梨偏寒，给孩子吃梨一般选择雪梨更佳。

煮梨：煮熟，与其他食物搭配吃

梨煮熟后，本身的寒凉程度会降低，更适合孩子吃。所以，用梨煮粥、煲汤水，比生吃更适合孩子。此外，梨性凉，烹调时可和滋阴清肺的百合、莲子、雪耳或补虚的大枣、枸杞子、陈皮等搭配着吃。

吃梨：连皮吃好过削皮吃，但不宜多吃

很多家长给孩子吃梨前会先削皮。其实，梨皮有止腹泻的作用。孩子天生脾胃虚寒，连皮一起吃，还能将梨的寒性减轻一点。

家长还要注意：梨不能天天吃、长期吃，吃太多也会伤脾胃。

第 3 节
一两陈皮一两金,也有孩子吃不得

　　说到陈皮,家长肯定不陌生,健脾、止寒咳、润燥……都可以看到陈皮的身影。有人说,陈皮就是小儿常见食疗方里的"亲民好搭档",确实如此。

　　老人家常说"一两陈皮一两金",可见陈皮有相当高的药用价值。陈皮功效多,好处理,家长当然喜欢选用。我推荐的食疗方里,也经常有陈皮的影子。陈皮虽好,但家长使用陈皮仍然不能"肆无忌惮",对于孩子而言,陈皮不是"多多益善",有些孩子甚至吃不得陈皮。

哪些孩子吃不得陈皮?

　　陈皮药性甘温、味苦辛,有温热身体的作用,温能助热,如果孩子的体质出现燥热的情况,尤其表现为舌红少津的,就不宜服用陈皮。比如,孩子热咳,如果家长这时给孩子服用陈皮水止咳,就如同往燃烧的火堆中添了把柴,孩子体内的"火"就会越烧越旺。

　　此外,1岁以下的孩子肠胃功能较弱,服用陈皮容易对肠胃造成刺激,容易燥火,不可常用。

　　1岁以上的孩子,也要适量服用。陈皮可以行气、理气,所以具有一定的破气、耗气作用,大量、长期使用,反而会损耗孩子的正气。

　　因此,家长可不要把陈皮当成"万能药"给孩子大量服用。

　　在泡陈皮水、煲汤、煲粥的时候,1~2g的陈皮就足够了,且最好一周内服用不超过3天。

　　从作用部位来看,陈皮入肺、脾经,宣肺气而燥湿痰,又能温化水饮,主治痰湿犯肺、寒痰咳嗽,有止咳化痰的作用。

小儿安秋方

材料

炒谷芽	10g
炒麦芽	8g
陈皮	2g
乌梅	5g
莲子	5g
百合	8g
瘦肉	50g

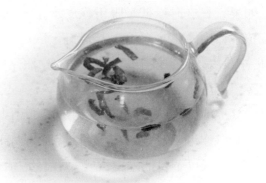

做法　材料下锅，加3碗水，大火烧开后转小火煲40分钟即可。

功效　消食健胃。

注意　在孩子无病痛时服用，且1~3岁的孩子喝汤不吃渣，一周1~2次。1岁以下孩子不适用。

陈皮泡水

材料

陈皮　1~2g

做法　陈皮泡水服用。

功效　孩子寒咳不止，服用陈皮驱除体内寒气，缓解咳嗽的症状。

用法　1岁以上孩子可辨证服用。如治疗寒咳，需要连续服用3~5天，若仍未好转建议去医院进行检查；如日常健脾，一周服用2次为佳。

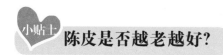

小贴士 **陈皮是否越老越好?**

市面上越老的陈皮价格越高,很多家长就误以为越老的陈皮效果越好。

其实,陈皮并非放置越久药用价值越高。虽然年份越久的陈皮,果香越轻,药味越浓,但放置时间太久,药效会降低。

家长在选择陈皮时,大可不必掷重金买几十年的老陈皮,通过闻味、辨色即可选到好陈皮。

◆ **闻味**: 具有陈香味即可。

◆ **辨色**: 棕黑色为佳。

在服用方法上,最好不要将陈皮当作零食给孩子直接吃,冲水、入汤、煮粥服用更佳。

热咳吃柚肉，寒咳用柚皮

柚子的营养价值很高，民间素有"秋冬吃柚，赛过吃肉"的说法。

柚子的维生素C量是苹果的六倍，此外还含有维生素B_1、维生素B_2、柠檬酸和钾、钙、磷等各种微量元素。在秋冬季节，天气干燥，多吃柚子还能维持皮肤黏膜层的完整性，防止皮肤干燥、粗糙。

其中，红柚又比白柚营养价值更高一点，富含胡萝卜素和番茄红素，进入人体后可转化成维生素A，保护双眼，预防夜盲症。

柚子寒凉，不适合3岁以下孩子

很多家长得知柚子具有如此高的营养价值，一到秋冬便喂给孩子。柚子酸甜开胃，汁水丰富，吃起来也很方便，很多孩子都很喜欢。但是，并不是所有孩子都适合吃柚子。柚子性味偏寒凉，纵使营养价值再高、孩子再喜欢，也不能放肆吃。

我不建议给3岁以下的孩子吃柚子，因为他们的脾胃本身就是虚寒的。3岁以上的孩子如果喜欢吃，可以适当吃一些，但要控制量，因为寒凉的柚肉入胃，很容易引起翻江倒海的腹泻症状，甚至影响孩子的脾胃健康，导致其他小病小痛。

三类孩子适合吃柚食补

从中医角度看，柚子性寒，味甘、酸，归肺、胃经，可用于胃阴不足、咽干口渴、小便不利，有生津止渴、利小便、助消化的功效。身体有以下这些表现的孩子，最适合吃柚子食补。

胃阴不足的孩子

孩子高热过后、大病初愈，阴津尚未恢复，就会出现胃阴不足的表现：没什么食欲，嘴巴干干的，总想喝水，大便干硬。柚子有补充津液的功效，可以斟酌吃。

热咳的孩子

很多人说柚子可以止咳平喘、化痰清肺。其实柚子和梨很像，只能止热咳，不能止寒咳，热咳的孩子可以适当吃柚子止咳。如果是寒咳的孩子，吃了柚子则会寒上加寒，反而加重病情。

冬季过补的孩子

柚子有治疗食欲不振、嗳气不畅及清燥热的功效。秋冬一到，很多家长开始给孩子进补养藏，孩子吃了燥热的食物，就可以适当吃点柚子中和一下。此外，柚子含有丰富的膳食纤维，可以促进孩子肠胃蠕动。

注意：柚子能吃，也要克制——最好每周1~2次，每次1~2瓣。

吃完柚肉别扔皮，理气健脾好处多

柚子全身都是宝，不仅柚肉营养价值丰富，柚皮同样具有良好的食疗功效。

柚皮性温，味辛、苦、甘，归脾、肺、肾经，有化痰、消食、下气的功效，可用于脘腹冷痛、食滞、咳喘等。从性味的角度来看，柚皮比柚肉更适合孩子的体质。

寒咳的孩子、积食的孩子可以服用柚皮

前面我们刚讲过，柚肉适合给热咳的孩子吃，可以清热化痰，那么寒咳的孩子吃什么呢？柚皮煲汤是个不错的选择。

柚皮中含有柠檬烯和蒎烯，可以使呼吸道中的黏液变稀，有利于痰液排出，有润滑喉咙的功效。

柚皮还有助消化的作用。孩子吃多了，有积食，湿气积滞在脾胃，久久不散，就容易出现呼吸系统、消化系统的疾病，柚皮能很好地给孩子下气消食。

柚皮莲子汤

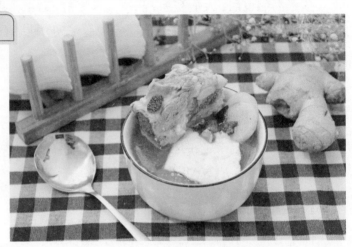

材料

猪骨	500g
柚内皮	半个
莲子	15g
陈皮	3g
生姜	2片

做法 处理好的柚内皮、猪骨分别下锅，开水煮2分钟后捞出待用；材料下锅，放入姜片，加水，大火煮开后转小火煲1小时，放入适量盐调味即可。

用法 3岁以上孩子对证服用。

柚子的挑选、处理

想要挑选出好柚子，通过研究其质量和外形就可做到。

◆ **看**：选匀称的水滴状，头顶尖，颈部短，肚子圆圆大大的。

◆ **掂**：个头小，分量足，证明汁水充足。

◆ **按**：用手按按底部，硬实的柚子果肉更饱满。

◆ **闻**：新鲜、成熟的柚子可以闻到清香的味道。

有的家长想用柚皮给孩子治寒咳，却无奈孩子嫌柚皮苦涩，怎么煲汤也不肯喝。其实，这是家长没有处理好。

柚皮分内外两层，外皮是金黄色的，皮薄，口感微苦，内皮是白色的，皮厚。

通常柚皮煲汤取的是白色内皮，需要家长提前处理好，否则汤水就会发苦。

操作方法如下。

◆ 去除金黄色外皮。

◆ 白色内皮用水浸泡1天。

◆ 期间反复挤压换水。

但如果要给孩子制作柚皮糖作为零食，取的就是柚子金黄的外皮。

操作方法如下。

◆ 注意挑选没有泡过药水或者打蜡的柚子。

◆ 制作前也须提前浸泡1天。

◆ 期间勤换水。

杠果核给孩子吃，消化好，咳得少

家长都知道杠果"热气"，孩子再喜欢也不敢给他多吃，怕生咳。而藏在杠果腹中的杠果核，却恰巧有止咳化痰的奇效。

许多家长对杠果核比较陌生，确实，许多传统本草著作中都未收录杠果核一物，我却对它格外偏爱。

杠果核作为岭南地区的特色药材，最早出现在《岭南采药录》一书中。它性平，味甘、酸、涩，归肺、脾、胃经，主要功效有健胃消食、化痰行气、消除食欲不振、止咳化痰等。

孩子的身体最娇贵的、最需要呵护的恰好就是消化系统和呼吸系统。在这一点上，孩子和杠果核可谓"一拍即合"，再适合不过。

杠果核治积食不挑人

如果担心孩子消化不好，家长可以采用"许氏10秒消化判断法"观察孩子的情况，如果发现孩子舌苔白厚，就是积食的表现，可以用杠果核给孩子消食祛积化滞。如果此时孩子还有咳嗽，无论是外感咳嗽还是内伤咳嗽，都可以选择杠果核入药。

治消化不良我常推荐使用三星汤，当孩子服用三星汤效果不明显时，可以把三星汤中的山楂换成杠果核，加强药效。

二芽汤

材料

谷芽	10g
麦芽	10g
杜果核	1个

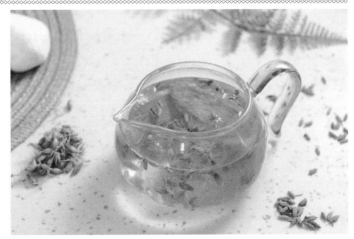

做法 材料入锅加2碗水,煮开后小火煲,煮至小半碗水。

功效 消食导滞。

用法 1岁以上孩子对证服用。

杜果山楂消滞饮

材料

杜果核	1个
山楂	5g
甘草	3g
冰糖	5g

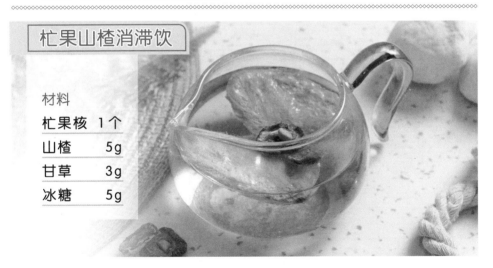

做法 上述材料放入锅中,加入2碗清水煮20分钟即可。冰糖用于调味。

功效 健脾行气消滞。

用法 3岁以上孩子对证服用。

杧果核止咳化痰

杧果核有止咳化痰的功效,不管是外感咳嗽还是内伤咳嗽都可以治,但在治疗效果上有差异:治疗外感咳嗽效果好,治疗内伤咳嗽效果要稍差一些。

外感咳嗽通常起病急、病程短,常伴恶寒、发热、头痛等肺卫表证,其他脏器无表证。

时常有外感咳嗽的孩子在病快要好时,家长担心其体虚,就不顾其虚弱的肠胃开始进补,反而导致病邪滞留在体内,不能外解,咳嗽卷土重来。对于这类咳嗽,杧果核就能派上大用场。

杧果核止咳食疗方

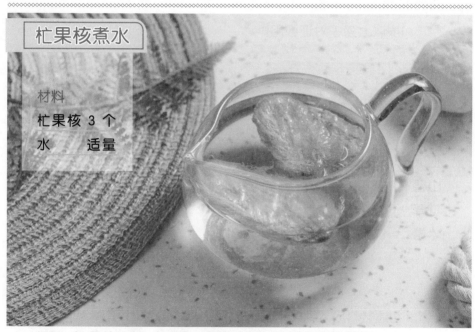

杧果核煮水

材料
杧果核 3 个
水　　适量

做法 杧果核入锅,加2碗水煮至半碗水,分次服用即可。

用法 1岁以上孩子对证服用。

罗汉果，清肺热、润肠燥的"神仙果"

"团团硕果自流黄，罗汉芳名托上方。寄语山僧留待客，多些滋味煮成汤。"

早在宋代，古人就会用罗汉果煮汤款待客人。在清代，罗汉果首次作为食药材载入《永宁州志》。

罗汉果性凉，味甘，归肺、大肠经，上能清肺热，下能润肠燥。久咳不愈的病人喝罗汉果水，能化痰止咳；声音沙哑的患者喝罗汉果水，能利咽开嗓。对孩子而言，它最大的功效是清热、润肺、化痰，当孩子积滞肠燥、大便不畅的时候，可以适当服用罗汉果水润润肠。

孩子服用罗汉果，牢记"二不一宜"

罗汉果性凉，不宜直接泡水给孩子喝，更不适合天天喝。

不能天天服

孩子天生脾胃娇弱，天天服用性味寒凉的罗汉果，易导致脾胃功能下降，加重体内的虚寒之气，甚至还会引发其他疾病。

说到这里，懂得举一反三的家长就能明白：像板蓝根、罗汉果这类凉茶"清热"力度强，孩子天天喝，反而弊大于利。像鱼腥草、菊花、蒲公英、桑叶等清热佳品，也不能天天服用，最好在医生的指导下给孩子服用。

不能盲目服

罗汉果清热润肺，对肺有好处，有的家长一听说可以润肺就盲目给孩子服用，但罗汉果不适合所有的孩子，只有当孩子出现以下情况时才可适量服用。

- ◆ 嘴唇、舌苔红红的。

- ◆ 排便费力,有羊咩屎甚至便秘。

- ◆ 有痰,时不时咳嗽。

- ◆ 体温偏高,甚至开始发热。

出现这些情况意味着孩子上焦有热,可以服用罗汉果,以一周1~2次为宜,期间要注意饮食清淡。

如果孩子无明显"热相",甚至面色青青黄黄、舌苔厚腻、畏寒怕冷,就千万不要再盲目"清热降火"了。

宜搭配其他食药材服用

成年人可以直接用罗汉果泡水喝,但孩子在服用罗汉果时,最好搭配其他食药材。比如说,给孩子用罗汉果煲汤或泡水时,加入适量的陈皮、白术、杏仁等性味偏温之物,不仅能中和罗汉果的凉性,还能加强清肺健脾的功效。

小贴士 罗汉果怎么购买、挑选?

市面上的罗汉果有新鲜的,也有脱水的,很多家长不知如何选择。其实,这两种罗汉果在功效上差别不大。

新鲜的罗汉果,会稍微有些涩意和青臭味,孩子不一定能接受;脱水后的罗汉果的甜味会更明显些,家长可斟酌购买。

如何挑选好的罗汉果呢?

- ◆ 看: 果形端正浑圆,外壳无破损; 新鲜的罗汉果外皮上会有细小的绒毛。

- ◆ 摇: 摇而不响。

罗汉果西洋菜瘦肉汤

材料

罗汉果 半个

西洋菜 150g

瘦肉　50g

南杏仁　5g

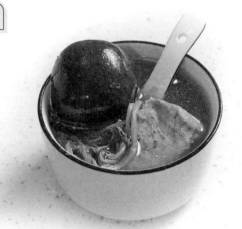

做法　南杏仁去皮，与罗汉果一同下锅，加约5碗水，大火煮沸后放入猪瘦肉、西洋菜，再煮沸后转文火煲1小时，调味即可。

功效　清肺热，止咳痰。

用法　3岁以上孩子对证服用。

罗汉果猪肺汤

材料

罗汉果 半个

猪肺　250g

北杏仁　6g

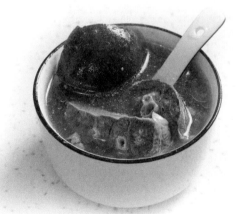

做法　猪肺洗净、切块、挤出泡沫，杏仁去皮；食材下锅，加约5碗水，大火煮沸后转文火煲1小时，调味即可。

用法　3岁以上孩子对证服用。服用不超过3天。

功效　润肺止咳，化痰润燥。

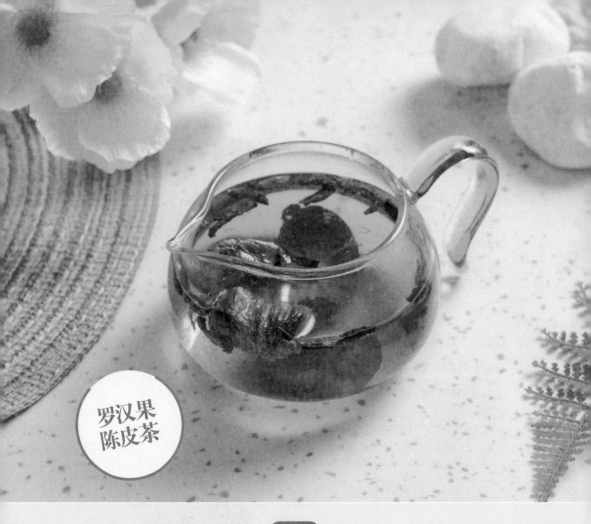

罗汉果
陈皮茶

材料

罗汉果 1/4 个　　陈皮 1~2g

做法

材料下锅，加约2碗水，煮沸即可。

用法

3岁以上孩子对证服用。

功效

清热润肺，润肠通便。

银耳,润燥养肺的"平民燕窝"

银耳,也称白木耳、雪耳,味甘性平,功效很温和,具有润燥养肺、补气益胃滋阴的作用,人称"平民燕窝",特别适合秋燥时节。

通常我们会选择给孩子吃梨来润燥,但梨有些寒凉,适合内热较重的孩子,如果孩子内热不重,担心吃梨过寒的话,我推荐家长们给孩子吃银耳。

银耳滋润而不腻滞,对阴虚火旺、不受温热滋补的孩子尤为有益。同时,银耳也具有润肠、益胃、健脾等功效。

银耳食疗方

银耳很平和,而且百搭。想给孩子清肺热,可以吃银耳雪梨汤;孩子口干、便秘、有痰咳不出,可以用银耳搭配清虚热的百合;孩子脾虚便溏,可以用银耳搭配莲子补气,或加入大米熬粥养胃;等等。

 银耳的挑选

很多家长以为银耳越白越好,喜欢购买那些洁白无瑕的漂亮银耳。其实,过于洁白的银耳是用硫黄熏蒸过的,好的银耳呈现自然的白色或浅米黄色。

该如何挑选银耳呢?

◆ 首选白色或浅米黄色、根部呈黄色或黄褐色、朵形完整的。

◆ 表面不能有霉变、虫蛀,有光泽,没有杂质。

◆ 闻上去没有异味。

◆ 用手摸不能感觉发黏。

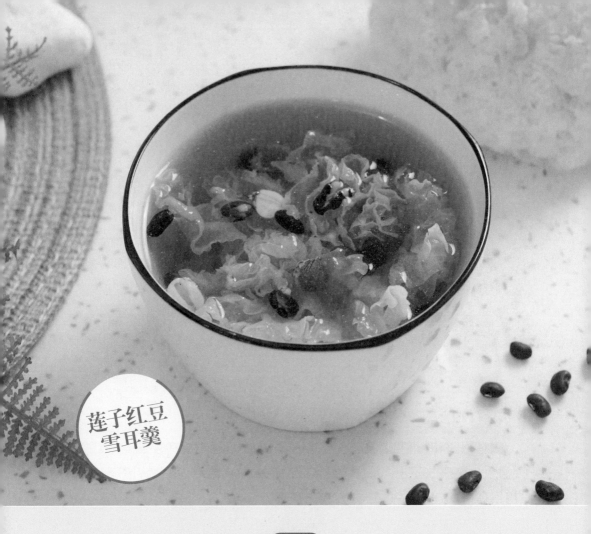

莲子红豆
雪耳羹

莲子 15g　红豆 50g　银耳 5g　冰糖适量　莲藕粉适量

做法

银耳泡发，红豆、莲子提前用水泡1小时；大火煮开，放入莲子、红豆和
银耳小火煮至红豆熟烂，放入冰糖调味，放入莲藕粉调羹即可。

用法

2岁以上孩子可以吃。1岁以上孩子，可以煮得更加熟烂一些，吃少量，
或者给孩子隔渣喝汤。

功效

滋阴润燥，益心健脾，安神健脑，补血，利尿。

祛湿健脾，芡实第一、薏苡仁第二

初春湿气重，尤其是南方地区，很多家长都会给孩子用薏苡仁祛湿。不过有的家长担心薏苡仁偏凉，不适合孩子的体质。薏苡仁确实有些寒凉，会不太适合孩子长期使用。有一招可以中和其寒凉：可以在加水下锅前，将薏苡仁用小火炒至微黄色、鼓起，给薏苡仁加些"热性"。除了薏苡仁，芡实也是一款适合孩子的祛湿良药。吃对了，能起到很好的补益功效。

芡实甘平，宜给孩子补脾阳

芡实性平，味甘、涩，归脾、肾经，健脾止泻，补中益气。芡实最大的功效，一个在于祛湿，一个在于健脾。孩子脾虚湿困，脾阳不足，适当服用芡实恰可以补脾祛湿，一举两得。

芡实健脾，敛而不燥不腻不留邪，药性十分平和。古人补脾，常拿芡实与山药比。《本草求真》中说："（芡实）功与山药相似，然山药之阴，本有过于芡实，而芡实之涩，更有甚于山药；且山药兼补肺阴，而芡实则止于脾肾而不及于肺。"

比起归经脾、肾、肺，主补脾阴的山药，芡实更专攻脾、肾经，是孩子主补脾阳、兼补脾气的好选择。

孩子天生脾胃就是幼稚不足、稚阴稚阳的，而体内的"阳"又比"阴"要更不足一些，显得孩子"阴气"相对重，脾胃也多虚寒。所以孩子阳虚、气虚，更应该多补补脾阳、脾气。

阳气不足的孩子，常有以下特征。

◆ 总是看起来很累，走两步就要抱。

◆ 平时不爱说话、不爱动。

这是因为孩子体内阳气不足，没有足够的能量带动身体。

还有些孩子，看起来块头大，但并不是那种结实的壮，而是虚胖。这也是因为脾的动力不足，水湿运化不动，瘀滞在体内，长期以来就形成了痰湿的体质。

痰湿孩子还常有以下特征。

◆ 舌质淡，舌苔白厚腻，甚至有齿印。

◆ 大便不成形，黏腻，臭味明显。

◆ 面色、唇色无华，手脚冰凉怕冷。

有以上情况的孩子就该来点芡实补补脾阳、抽抽水湿了！

注意：便秘、高热初愈的孩子别吃。芡实"抽湿"的功效比较强，所以收湿的力度有时不好把控。如果孩子正因胃肠津液不足而便秘，总是拉硬硬的羊咩屎；或高热刚愈，总感觉口干、小便赤短，正是身体好好补水的时候，就不要服用芡实了。

芡实难消化，巧吃才有效

有的家长为了祛湿，天天给孩子喝芡实粥，但孩子的湿气还是去不掉，痰饮、湿疹照样不断根。这是因为孩子虽然吃了芡实，却无法消化。

芡实虽然药用价值高，但有一点不好，就是比较难消化。

孩子脾胃虚弱，消化能力有限，天天吃大量芡实，反而会增加脾胃的负担，造成积食。脾一发"脾气"，就和芡实祛湿的功效抵消，甚至更伤脾胃。

平时消化功能弱，稍微吃多一点食物就会积食的孩子，建议用芡实煲汤、煮粥后只喝汤、不吃渣。

芡实食疗方

芡实比较难煮熟，下锅前建议先用清水浸泡1小时以上。

再次提醒，脾胃功能较弱的孩子应只喝汤水、粥水，不要吃渣。

芡实粥

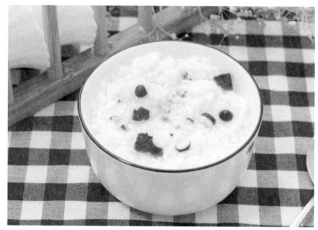

材料

芡实	10g
陈皮	1g
粳米	50g
盐	适量

做法 材料下锅, 加入约3碗水, 大火烧开后转小火, 待粥熬煮软烂后加入适量盐调味即可。

功效 健脾祛湿, 补中益气。

用法 3岁以上孩子对证服用。

小儿祛湿汤

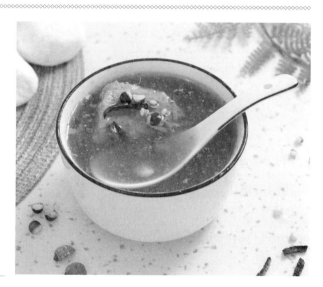

材料

炒白扁豆	15g
炒薏苡仁	10g
芡实	10g
陈皮	3g
冬瓜仁	15g
去芯莲子	10g
瘦肉50g (可不加)	

做法 材料下锅, 加约4碗水, 大火烧开后转小火煮40分钟。

功效 健脾祛湿。

用法 2岁以上孩子对证服用, 连喝3天, 配合素食+三星汤效果更佳。

芡实山药鲫鱼汤

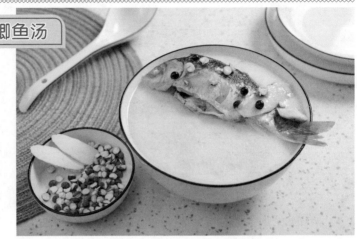

材料

芡实	15g
山药	15g
鲫鱼	一条
盐	适量

做法　鲫鱼清洗干净，放入铁锅，用少许食用油煎至淡黄色；与其他食材一同下锅，加约5碗水，大火烧开后转小火煲煮1小时，加食盐调味即可。

功效　补气，健脾，固肾，适宜儿童春季食欲不振、大便不调时食用。

用法　3岁以上孩子对证服用。

红芡实、白芡实，买哪种好？

很多家长分不清白芡实和红芡实，购买时常无从下手。

白芡实是剥去外皮的鲜品，新鲜易煮，但不易久存，日常食用价值要高于药用价值。

红芡实是未去皮的干燥品种，药用价值更高，耐存放，但不易煮熟；主要功能是补肾固涩。

炒芡实经过烹炒，更适合给孩子健脾开胃。

建议家长在购买时，根据食疗方和孩子的症状，选择红芡实或炒芡实为佳。

给孩子健脾祛湿，选茯苓而不是土茯苓

有个家长问我：茯苓选白的好还是红的好？

嗯？茯苓也有红的吗？一看，原来她选的根本不是茯苓，而是土茯苓。

"差之毫厘，谬以千里"，茯苓、土茯苓，名字相似，但这两种中药材根本不是同一个品种，性味、做法自然也不一样。家长在为孩子选择食药材的时候，差那么一点，效果可就真的"谬以千里"了。

茯苓又称云苓、松苓，是一种寄生在松树根部的真菌。茯苓和土茯苓并不是同一个品种，但茯苓和灵芝却是同科亲戚（多孔菌科）。

茯苓，去中焦脏腑之湿

《用药心法》记载："茯苓，淡能利窍，甘以助阳，除湿之圣药也。味甘平补阳，益脾逐水，生津导气。"茯苓，性平，味甘、淡，归心、肺、脾、肾经，具有祛湿生津、益脾补阳的功效。

"十方九苓"，指的是茯苓在中医药中运用极广。它性味平和，是健脾祛湿的上品，还有利水渗湿、宁心安神的功效。茯苓能恢复脾土健运水液，利水而不伤气。

如果孩子有脾虚造成的脾气大、睡不宁、易烦躁等现象，往往是湿气大导致的，服用茯苓减除湿气后就能大大缓解。最主要的是，茯苓药性平和，在健脾的同时能祛除中焦脾胃水湿而不伤津，还能扶正气，从而达到增强体质的效果，对于天生脾胃虚寒的孩子再适合不过了。

茯苓扁豆大枣汤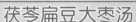

材料

茯苓	10g
白扁豆	10g
去核大枣	3颗

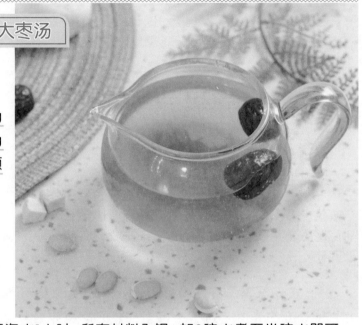

做法 白扁豆泡水1小时，所有材料入锅，加3碗水煮至半碗水即可。

功效 健脾祛湿养胃。

用法 3岁以上孩子对证服用。

 茯苓的挑选

　　中药材不一定要买新鲜的，有的越陈药效越好，当然，有的久藏也会使药效消散。关于茯苓，不建议挑选存放时间过长的，建议以2~3年为佳。储存过久的茯苓会颜色变深，轻微变质。

　　在挑选时，以体重坚实、外皮呈褐色而略带光泽、皱纹深、断面呈白色且细腻的为佳。

　　挑选已加工成颗粒状的茯苓，可以用牙齿咬一颗试试。好的茯苓会黏牙，如果入口有粉质感、口感较脆，家长要慎重购买，很可能是假茯苓。